O PODER DAS EMOÇÕES

UM GUIA PRÁTICO PARA SUPERAR A NEGATIVIDADE
E LIDAR MELHOR COM SEUS **SENTIMENTOS**

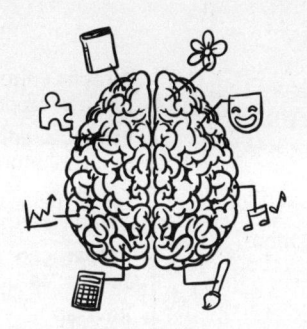

O PODER DAS EMOÇÕES

UM GUIA PRÁTICO PARA SUPERAR A NEGATIVIDADE E LIDAR MELHOR COM SEUS **SENTIMENTOS**

THIBAUT MEURISSE

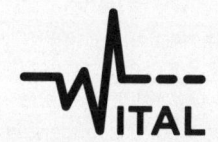

VITAL

2023 | 2ª edição
Copyright © Thibaut Meurisse, 2018
Todos os direitos reservados
Copyright © 2019 by Editora Pandorga
Título original: *Master your emotions*

Direção Editorial
Silvia Vasconcelos
Produção editorial
Equipe Editorial Pandorga
Tradução
Juliana Marques Carneiro
Preparação
Juliana Marques Carneiro
Revisão
Alessandra Angelo
Vitor Coelho
Diagramação e composição de capa
Alfredo Carracedo Castillo

Texto de acordo com as normas do Novo Acordo Ortográfico da Língua Portuguesa
(Decreto Legislativo nº 54, de 1995)

Dados Internacionais de Catalogação na Publicação (CIP)
(Câmara Brasileira do Livro)

M598p   Meurisse, Thibaut.
         O poder das emoções: um guia prático para superar a
         negatividade e lidar melhor com seus sentimentos/Thibaut
         Meurisse (Tradução de Juliana Marques Carneiro). – 1. ed. –
         São Paulo: Editora Vital. Brasil, 2019. 240 p.; 16x23 cm.

ISBN 978-65-80489-11-4

1. Autoajuda 2. Coaching 3. Desenvolvimento Pessoal
4. Psicologia I. Título II. Autor

CDD 152.4   CDU 159.942

Índices para catálogo sistemático:

1. Psicologia: emoções e sentimentos.
2. Psicologia – Emoções.

2023
IMPRESSO NO BRASIL
PRINTED IN BRAZIL
DIREITOS CEDIDOS PARA ESTA EDIÇÃO À
EDITORA PANDORGA
Open Mall The Square Granja Vianna / Bloco A – Sala 333
Rod. Raposo Tavares, Km 22
Lageadinho – Cotia
https://loja.editorapandorga.com.br/

Sumário

O porquê desse livro 8
Introdução 9
Como usar esse livro 13

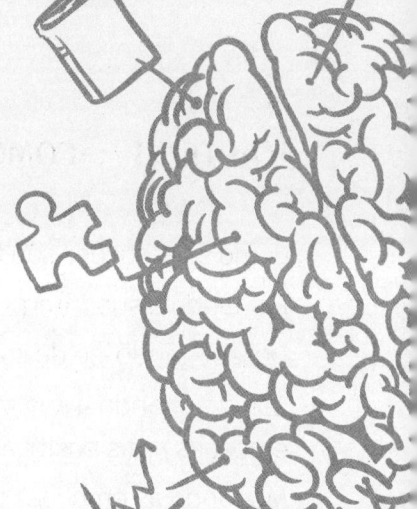

PARTE I – O QUE SÃO AS EMOÇÕES

Como seu mecanismo de defesa afeta as emoções 15
O que é o ego 20
A natureza das emoções 28

PARTE II – O QUE AFETA AS EMOÇÕES

O impacto do sono em seu humor 42
Usando o corpo para influenciar as suas emoções 45
Usando os pensamentos para influenciar as suas emoções 49
Usando as palavras para influenciar as suas emoções 51
Como a respiração afeta as suas emoções 54
Como o ambiente influencia as suas emoções 55
Como a música afeta as suas emoções 56

PARTE III — COMO MUDAR AS SUAS EMOÇÕES

Como as emoções são formadas 60
Mudando a sua interpretação 66
Desapegando-se de suas emoções 71
Condicionando a sua mente para experimentar
emoções mais positivas... 77
Mudando as emoções por meio de seu comportamento................ 87
Mudando as suas emoções por meio de seu ambiente................... 90
Soluções a longo e curto prazo para lidar com as
emoções negativas... 93

PARTE IV — COMO USAR AS EMOÇÕES PARA O SEU CRESCIMENTO

Como as emoções lhe guiam na direção correta......................... 102
Registrando as suas emoções 106
Não sendo bom o bastante 110
Na defensiva 121
Estresse e preocupação..124
Importando-se com o que as pessoas pensam de você................ 131
Ressentimento.. 137
Inveja e ciúmes 143
Depressão..148
Medo/desconforto 154
Procrastinação 157
Falta de motivação 167
Referências..172

Sumário

Livro de exercícios práticos

Parte I – O que são as emoções 174

Parte II – O que afeta as suas emoções 177

Parte III – Como mudar as suas emoções 179

Parte IV – Como usar as suas emoções para seu crescimento 184

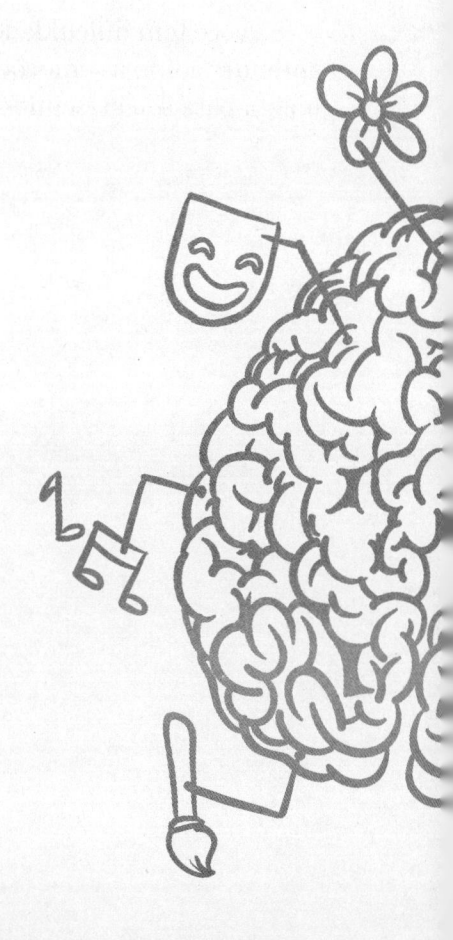

O porquê desse livro

Muitos livros discutem as emoções e como elas afetam sua vida, mas eles dificilmente trazem uma ideia mais abrangente do que são as emoções, de onde elas vêm, qual o papel delas ou qual o seu impacto.

Infelizmente, seremos com frequência presas fáceis do poder místico das emoções, pois elas estão entre as coisas mais difíceis de lidar. Encontramo-nos impossibilitados de romper tal encanto. Por elas afetarem cada aspecto de nossas vidas e determinarem a qualidade dessas, a nossa incapacidade de compreender como as emoções funcionam pode nos impedir de planejarmos nossa vida ideal e até de alcançarmos nosso potencial.

Até o final deste livro, você aprenderá como as emoções funcionam e, principalmente, você estará mais apto(a) a lidar melhor com elas.

Se você tem dificuldades em lidar com emoções negativas, ou deseja aprender como as emoções funcionam e como usá-las como uma ferramenta para seu crescimento pessoal, então este livro é para você.

Introdução

> *Nesse intelecto seu, todo ele existe;*
> *Nesse intelecto seu, ele até pode*
> *Do Inferno Céu fazer, do Céu Inferno.*
> — John Milton, poeta

Todos passamos por uma vasta sorte de emoções durante nossas vidas. Tenho que admitir que durante a escrita desse livro, eu mesmo passei por altos e baixos. A princípio, estava animado e empolgado com a ideia de fornecer um guia às pessoas para ajudá-las a entender suas emoções. Eu imaginei como as vidas dos leitores melhorariam conforme eles aprendessem a controlar seus próprios sentimentos. Estava bem otimista e não podia deixar de imaginar o quão ótimo seria o livro.

Ou era o que eu pensava.

Após a excitação inicial, chegou o momento de sentar e escrever o livro de fato, e foi aí que toda a animação se dissipou rapidamente. As ideias que pareciam ótimas na minha cabeça, de repente ficaram banais. A minha escrita parecia maçante e eu senti como se não tivesse nada importante ou valioso a contribuir.

Sentar-me à minha mesa e escrever se tornou mais desafiador a cada dia que passava. Comecei a perder a confiança. Quem eu era para escrever um livro sobre emoções se eu não conseguia controlar as minhas próprias? Que irônico! Pensei em desistir. Já há tantos livros sobre esse tópico, então por que incluir mais um?

Ao mesmo tempo, percebi que esse livro era a oportunidade perfeita de trabalhar as minhas próprias questões emocionais. E quem não sofre de tempos em tempos com as emoções negativas? Todos passamos por altos e baixos, né? A questão é o que fazemos com nossos baixos. Estamos usando nossas emoções para crescermos? Estamos aprendendo algo delas? Ou estamos nos martirizando por elas?

Então, vamos falar agora sobre as *suas* emoções. Deixe-me começar perguntando isto:

Como você se sente agora mesmo?

Saber como você se sente é o primeiro passo para controlar suas emoções. Você pode ter passado tanto tempo internalizando que acabou perdendo o contato com suas emoções. Talvez você tenha respondido assim: "Eu sinto que esse livro pode ser útil", ou "Eu realmente sinto que poderia aprender algo com esse livro". Contudo, nenhuma dessas respostas refletem como você se sente. Você não *"sente que isso"* ou *"sente que aquilo"*, você simplesmente *"sente"*. Você não *"sente que"* esse livro pode ser útil, você *"acha"* que esse livro pode ser útil e isso gera uma emoção que o faz *"sentir"* uma animação ao lê-lo. Os sentimentos se manifestam como sensações físicas em nosso corpo, não como uma ideia em nossa cabeça. Talvez o motivo pela palavra *"sentir"* ser tão usada, ou usada erroneamente, seja por não querermos falar sobre nossas emoções. Então, como você se sente agora?

Por que é importante falar sobre as emoções?

O modo como você se sente determina a sua qualidade de vida. As suas emoções podem tornar a sua vida miserável ou torná-la verdadeiramente mágica. É por isso que elas estão dentre as coisas mais importantes a se concentrar. As suas emoções dão vida a todas as suas experiências. Quando você se sente bem, tudo parece, soa e tem gosto melhor. Você também tem pensamentos mais elevados. Seus níveis de energia estão mais altos e as possibilidades lhe parecem infinitas. Em contrapartida, quando você está triste, tudo lhe parece sem graça. Você tem pouca energia e se torna desmotivado. Você se sente parado no mesmo lugar (mental e fisicamente) que não deseja estar e o futuro lhe parece obscuro.

Suas emoções podem também agir como poderosos guias. Elas podem lhe dizer se algo está errado e lhe permite fazer mudanças em sua vida. Assim como elas podem estar entre as ferramentas mais poderosas de crescimento pessoal que você possui.

Infelizmente, nem seus professores ou seus pais o ensinaram sobre como as emoções funcionam ou como controlá-las. Acho inclusive irônico como tudo vem com um manual de *"instruções"*, exceto nossa mente. Você jamais recebeu um manual para ensiná-lo como funciona nossa mente e como usar e controlar melhor suas emoções, não é? Eu nunca. Na verdade, até o momento, eu duvidava que existisse um.

O que você aprenderá com este livro

Este livro é o manual de *"instruções"* que seus pais deveriam ter lhe dado ao nascer. É o manual que você deveria ter recebido na escola. Nele, compartilharei tudo que precisa saber sobre as emoções para que possa superar seus medos e limitações e se tornar o tipo de pessoa que deseja ser.

Você aprenderá o que são as emoções, como elas se originam e como pode usá-las para seu crescimento pessoal. Você também aprenderá a lidar com as emoções negativas e a condicionar sua mente a pensar de forma mais positiva.

Espero sincera e profundamente que até o final deste livro, você tenha uma compreensão mais clara do que são as emoções e que tenha todas as ferramentas necessárias para começar a controlá-las.

Principalmente, este livro lhe ajudará a:

> Compreender o que são as emoções e como elas afetam sua vida;
> Identificar as emoções negativas que controlam sua vida e aprender a superá-las;
> Mudar sua história para aprender a controlar melhor sua vida e criar um futuro mais promissor;
> Reprogramar a sua mente para vivenciar emoções mais positivas.

A seguir, um resumo mais detalhado do que abordaremos neste livro:

Na **Parte I**, debateremos sobre o que são as emoções. Você aprenderá porque está condicionado a se concentrar na negatividade e o que poderá fazer para contrabalançar esse efeito. Você também descobrirá como suas crenças compelem suas emoções. E, finalmente, você aprenderá como as emoções negativas atuam e por que elas são difíceis de lidar.

Na **Parte II**, falaremos sobre as coisas que afetam diretamente as suas emoções. Assim você compreenderá os papéis que seu corpo, seu sono, seus pensamentos e suas palavras desempenham em sua vida e como você pode usá-los para mudar suas próprias emoções.

Na **Parte III**, você aprenderá como são formadas as emoções. Você também aprenderá a condicionar sua mente para vivenciar as emoções mais positivas.

E, enfim, na **Parte IV**, nós debateremos sobre o uso das emoções como uma ferramenta para o crescimento pessoal. Você aprenderá por que experimenta emoções como medo ou depressão e então saberá como elas atuam. E, então, descobrirá como usá-las a favor de seu crescimento.

Vamos começar.

Como usar esse livro

Recomendo a todos lerem ao menos uma vez o livro inteiro. Depois disso, o convido a revisitar o livro e se concentrar nas seções que deseja explorar com mais calma.

Neste livro, incluo inúmeros exercícios diferentes. Embora não seja necessário fazer todos eles, eu realmente espero que escolha alguns, faça-os e adote-os em sua rotina. Lembre-se que os resultados que tiver deste livro dependerão do tempo e da dedicação que você dispor.

Se sentir que este livro será necessário para os seus amigos ou demais membros da sua família, assegure-se de compartilhá-lo com eles. As emoções são complexas e creio que todos se beneficiariam com um entendimento mais profundo sobre este tópico.

Parte I
O que são as emoções

Você já se perguntou o que seriam as emoções e qual seria o propósito delas?

Nesta seção, nós abordaremos como o seu mecanismo de sobrevivência afeta as suas emoções. Então, nós explicaremos o que é o "ego" e como ele impacta as suas emoções. Finalmente, nós descobriremos o mecanismo por trás das emoções e aprenderemos por que as emoções negativas são difíceis de lidar.

1. Como seu mecanismo de defesa afeta as emoções

Por que as pessoas têm vieses em relação à negatividade

O seu cérebro foi desenvolvido para se defender, isso explica o motivo de ser capaz de ler este livro. Quando paramos para pensar, a probabilidade de termos nascidos era absurdamente ínfima. Para esse milagre ter acontecido, todas as gerações anteriores tiveram que sobreviver por tempo suficiente até procriarem. Em sua busca pela sobrevivência e procriação, eles devem ter enfrentado a morte centenas e até milhares de vezes.

Felizmente, ao contrário de seus ancestrais, você, provavelmente, não enfrenta a morte diariamente. Na verdade, em muitos lugares no mundo, a vida jamais foi tão segura. Ainda assim, o seu mecanismo de defesa não mudou em nada. Seu cérebro ainda é capaz de analisar o ambiente atrás de ameaças iminentes.

De inúmeras formas, algumas áreas de seu cérebro se tornaram obsoletas. Embora você não esteja prestes a ser devorado por um predador, seu cérebro ainda concede mais importância a acontecimentos negativos do que aos positivos.

O medo da rejeição é um exemplo de viés negativo. No passado, ser rejeitado pelo grupo social reduzia as chances de sobrevivência de modo significativo. Por isso mesmo, você aprendeu a notar quaisquer sinais de rejeição e isso deixou seu cérebro sempre em alerta.

Hoje em dia, ser rejeitado, às vezes, traz pouca ou nenhuma consequência em relação à sobrevivência da espécie. Você pode ser odiado pelo mundo inteiro e ainda assim ter um trabalho, um teto e muita comida à mesa, embora, seu cérebro ainda esteja programado para assimilar a rejeição como uma ameaça à sua sobrevivência.

Por isso, o sentimento de rejeição é tão doloroso. Conforme sabemos, a maioria das rejeições não é grande coisa, no entanto, você ainda sente a dor emocional delas. Se você seguir sua imaginação é arriscado até de criar um dramalhão sobre isso. Você pode acreditar que não merece o amor e passar dias e semanas lidando com a rejeição. Pior ainda, é possível até desenvolver uma depressão devido a esse sentimento.

Na verdade, uma única crítica negativa pode contrabalançar centenas de positivas. Por isso, um autor com avaliações de cinco estrelas, geralmente, se sentirá horrível caso receba uma avaliação de uma estrela. Enquanto o autor compreende que uma avaliação de uma estrela não é uma ameaça a sua sobrevivência, o seu cérebro, por outro lado, interpreta a avaliação negativa como uma ameaça ao ego, que aciona uma reação emocional correspondente.

O medo de sofrer rejeições também pode levá-lo a exagerar dramaticamente os eventos. Por exemplo, se o seu chefe criticou o seu trabalho, o seu cérebro pode assimilar esse evento como uma ameaça e por isso você pensa: "E se eu for demitido? E se eu *não* conseguir encontrar um emprego logo e minha esposa me deixar? O que vai acontecer com meus filhos? E se eu não conseguir vê-los mais?" Por mais que tenhamos sorte com um mecanismo de defesa tão eficaz, também é nossa responsabilidade separar as ameaças reais das imaginárias. Se não o fizermos, sofreremos uma dor e preocupação desnecessárias que impactarão negativamente a sua qualidade de vida. Para superar esse viés em relação à negatividade, devemos reprogramar a nossa mente. Um dos grandes poderes do ser humano é a habilidade de usar os pensamentos para moldar nossa realidade e interpretar acontecimentos de um modo mais encorajador. Este livro o ensinará como fazer isso.

> **Praticando**: Conclua o exercício correspondente no livro de exercícios (Seção I. O que são as emoções – 1. Os vieses em relação à negatividade).

Por que fazê-lo feliz não é função do seu cérebro

A principal função do seu cérebro não é fazê-lo feliz, mas assegurar a sua sobrevivência. Portanto, se você deseja ser feliz, você deve controlar as suas emoções em vez de ansiar sua felicidade por ser o seu estado natural. Na próxima seção, discutiremos o que é a felicidade e como ela funciona.

Como a dopamina mexe com a sua felicidade

A Dopamina é um neurotransmissor que, dentre outras funções, desempenha um grande papel como recompensa de certos comportamentos. Quando a dopamina é liberada em áreas específicas do seu cérebro, os centros de prazer, você se inebria. Isso é o que acontece quando você se exercita, aposta, faz sexo ou come algo muito saboroso.

Um dos grandes papéis da dopamina é assegurar a sua busca por comida, para que não morra de fome, assim como sua busca por um companheiro, para se reproduzir. Sem a dopamina, nossa espécie provavelmente já estaria extinta. Então é uma coisa boa, né?

Bem, sim e não. No mundo moderno, esse sistema de recompensa já se tornou, em muitos casos, obsoleto. Enquanto no passado a dopamina estava ligada ao nosso instinto de sobrevivência, a liberação da substância hoje pode ser gerada artificialmente. Um ótimo exemplo deste efeito são as redes sociais que adotam a psicologia para tirar o máximo possível de tempo do seu dia a dia. Já percebeu como todas essas notificações ficam pipocando a toda hora? Elas são usadas para a liberação de dopamina, para que você se mantenha conectado, assim quanto mais você se conecta, mais o serviço ganha. Assistir pornografia e apostar também liberam dopamina, o que pode tornar essas atividades viciantes.

Felizmente, não precisamos agir toda vez que nosso cérebro libera essa substância. Por exemplo, não precisamos conferir o feed de notícias do Facebook a todo momento só porque ele nos dá uma boa dose de dopamina.

A sociedade atual vende sua própria versão de felicidade que nos tornam infelizes. Nós nos tornamos viciados em dopamina, principalmente, porque muitos marqueteiros encontraram formas eficazes de explorar nossos cérebros. No decorrer do dia, nós recebemos inúmeras doses de dopamina e adoramos. Porém, isso é o mesmo que ser feliz?

E o que é pior, a dopamina pode também criar vícios reais com graves consequências para nossa saúde. Um estudo realizado na Universidade de Tulane mostrou que, quando dada a permissão para autoestimulação dos centros de prazer, os participantes escolheram estimular o centro de prazer com a comida, ao menos umas quarenta vezes por minuto, até se recusarem a comer quando famintos!

O coreano, Lee Seung Seop, é um caso extremo dessa síndrome. Em 2005, Seop morreu após jogar videogame por 58 horas seguidas, sem dormir e ingerindo pouca água e comida. Uma investigação posterior determinou que a causa da morte foi devido a uma insuficiência cardíaca provocada pela exaustão e desidratação. Ele tinha apenas 28 anos.

Para tomar controle de suas emoções, é primordial entender o papel que a dopamina desempenha e como ela afeta a sua felicidade. Você é viciado em seu celular? Você vive colado na TV? Ou, talvez passe muito tempo jogando videogames. Muitos de nós temos um vício em alguma coisa. Para algumas pessoas é óbvio, para outras é mais sutil. Por exemplo, você pode ser viciado em pensar. Para controlar melhor suas emoções, é importante descobrir os seus vícios, pois são eles que podem lhe tirar a felicidade.

O mito do "um dia eu faço"

Você acredita que um dia realizará seu sonho e finalmente será feliz? Isso é muito improvável de acontecer. Você pode (e espero que consiga) realizar seu sonho, mas você não viverá *"feliz para sempre"*. Esse é mais um truque da sua cabeça.

Sua mente imediatamente se adequa a novas situações, o que é provavelmente um resultado da evolução e de nossa necessidade de adaptação contínua para que pudéssemos sobreviver e nos reproduzir. Esse é provavelmente o porquê aquele carro novo, ou aquela casa nova só nos satisfazer por um tempo. Assim que nossa excitação inicial acaba, nós partimos para nosso próximo objeto de desejo. Esse fenômeno é conhecido como "adaptação hedônica".

Como é a adaptação hedônica

Deixe-me compartilhar um estudo interessante que provavelmente mudará completamente a sua forma de ver a felicidade. Esse estudo conduzido entre pessoas ganhadoras da loteria e paraplégicos foi extremamente revelador. Conduzido em 1978, a pesquisa avaliou como ganhar a loteria ou se tornar paraplégico afetava a felicidade das pessoas:

O estudo apontou que um ano após o ocorrido, ambos grupos estavam tão felizes quanto antes. Sim, eles estavam felizes (ou infelizes) do mesmo jeito. Você pode saber um pouco mais sobre isso ao assistir à *TED Talk Dan Gilbert pergunta: por que somos felizes?*

Talvez você acredite que será feliz quando "conseguir". No entanto, como o estudo sobre felicidade nos mostrou, isso não é verdade. Não importa o que lhe aconteça, você retornará a seu estado anterior de felicidade assim que tenha se adaptado ao novo acontecimento. É assim que sua mente funciona.

Isso significa que você não conseguirá ser mais feliz do que já é hoje? Não. Significa que, a longo prazo, os acontecimentos externos terão pouco impacto em seu nível de felicidade.

Na verdade, de acordo com Sonja Lyubomirsky, autora de *A Ciência da felicidade (The How of Happiness)*, 50% de nossa felicidade é determinada pela genética, 40% por fatores internos e apenas 10% por fatores externos. Dentre esses fatores externos estão seu estado civil, situação financeira e demais influências sociais.

Isso indica que apenas 10% de sua felicidade está relacionada a fatores externos, que é provavelmente bem menos do que se espera. A questão aqui é esta: sua atitude em relação à vida influencia a sua felicidade e não o que lhe acontece.

Por ora, você já compreendeu como o nosso mecanismo de defesa afeta negativamente as emoções e o impede de aproveitar mais a alegria e felicidade em sua vida. No próximo segmento/seção, abordaremos o ego, mas primeiro:

> **Praticando**: Utilize o Livro de Exercícios para anotar as coisas que lhe dão "*doses de dopamina*" (*Seção I. O que são as emoções – 2. Felicidade*).

2. O que é o ego

O seu mecanismo de defesa não é o único fator afetando as suas emoções. O seu ego também desempenha um grande papel em delineá-las. Portanto, para ganhar mais controle sobre suas emoções, é importante que compreenda o que é o ego e como ele age.

Agora, vamos esclarecer o que queremos dizer com o ego. Geralmente dizemos que alguém tem "um grande ego" quando nos referimos a orgulho. Enquanto o orgulho seja obviamente uma *manifestação* do ego, essa é apenas uma parte dele. Você pode ter orgulho e parecer humilde e ainda assim ser controlado por seu ego.

Então, o que é o ego?

O ego se refere à autoidentidade que foi construída durante sua vida. Como essa identidade foi criada? Em outras palavras, o ego foi criado por meio de seus pensamentos e como uma identidade criada por sua imaginação, ele não possui uma realidade concreta.

Os acontecimentos que ocorrem com você não significam nada. Você lhes concede significado ao interpretá-los. Além disso, você aceita coisas sobre si mesmo porque as pessoas lhe incutiram isso. Da mesma forma que você se identifica com seu nome, sua idade, sua religião, seu ideal político, ou sua profissão.

Esse apego tem consequências. Como veremos posteriormente neste livro, o apego cria crenças, que, consequentemente, o leva a experimentar algumas emoções. Por exemplo, você pode se sentir ofendido quando alguém critica a sua religião ou ataca a sua ideologia política.

Perceba, que no decorrer deste livro, nos referiremos ao ego como nossa "história" ou nossa "identidade" adotando de forma intercambiável tais palavras.

Como percebemos o ego?

A sua compreensão de como o ego age, dependerá de seu nível de autoconsciência. As pessoas com um baixo nível de percepção nem conseguem identificar a existência do ego e, como resultado, são reféns dele.

Por outro lado, pessoas altamente perceptivas conseguem ver através do próprio ego. Elas compreendem como as crenças funcionam e como o apego excessivo a um conjunto de crenças pode gerar certos dissabores com a vida. Na prática, esses indivíduos têm poder sobre suas próprias emoções e suas próprias mentes, estando assim em paz consigo mesmos.

Perceba que o ego não é mau, tampouco bom, ele é apenas o fruto de falta de autoconsciência. Ele se dissipa conforme tomamos ciência de sua existência, já que o ego e a percepção não conseguem coexistir.

A busca de seu ego por uma identidade

O ego é uma entidade egoísta, apenas concentrada em sua própria sobrevivência. Intrigantemente, ele opera de modo muito parecido com o seu cérebro. O ego possui um mecanismo de defesa próprio e fará o possível para subsistir. Do mesmo modo que o seu cérebro, seu principal objetivo não é a sua felicidade ou sua tranquilidade. Pelo contrário, o ego é incansável. Ele quer que você empreenda. Ele quer que você vá, faça e conquiste grandes coisas para se tornar *"alguém"*.

Como já mencionamos, o ego precisa de uma identidade para existir, que, geralmente, é através da identificação por coisas, pessoas ou crenças e ideias.

Agora, vamos analisar algumas das coisas com que seu ego se identifica para fortalecer essa identidade.

Itens físicos

O ego gosta de se identificar com coisas físicas. Não é necessário dizer que ele prospera no mundo de hoje. Talvez o capitalismo ou a sociedade consumista em que vivemos seja uma criação de egos coletivos, o que explica a sua dominância como modelo econômico nas últimas décadas.

Os marqueteiros compreendem perfeitamente a necessidade das pessoas de se identificarem com objetos. Eles sabem que as pessoas não compram apenas um produto, mas que elas compram também as emoções ou as histórias incutidas nesse produto. Com frequência, você compra roupas ou um carro em particular porque você quer contar algo sobre si mesmo. Por exemplo, você pode querer enaltecer sua condição social, parecer legal, ou expressar sua personalidade única e, então, escolhe os produtos que mais se assemelham a esses ideais.

É dessa forma que o ego age. Ele usa as coisas para criar uma história com a qual possa se identificar. Isso não significa que as coisas são essencialmente ruins. Apenas há um lado negativo quando você se torna extremamente apegado a elas, acreditando que elas podem realizar o que, na verdade, não podem.

Seu corpo

Muitas pessoas baseiam sua autoestima em cima da aparência física. O ego ama o modo como você se vê, porque é um modo mais fácil de se reconhecer e de se quantificar. Quando você associa seu ego com a sua aparência física, você tende a identificar mais a dor física e emocional. Acredite ou não, você pode observar seu corpo sem "identificá-lo com algo".

Amigos / conhecidos

O ego também baseia a sua identificação com os relacionamentos que você tem com outras pessoas. O ego só se interessa no que você pode conseguir dos demais. Em outras palavras, o ego prospera de modo que ele possa usar as pessoas para fortalecer sua própria identidade.

Se for sincero consigo mesmo, você notará que muitas coisas que faz são para agradar outras pessoas. Você quer o orgulho de seus pais, o respeito da chefia e o amor de seu cônjuge.

Agora, vamos conferir em mais detalhes como o ego age nos seguintes casos:

Relacionamentos de pais e filhos

Alguns egos dos genitores levam à criação de uma forte noção de apego e identificação com os filhos. Isso se baseia na falsa crença de que seus filhos são suas "posses". Como resultado disso, eles tentam controlar a vida de seus filhos e "usá-los" para viver a vida que *eles* queriam ter tido quando mais novos, isso é viver vicariamente por seus filhos. Nós vemos isso o tempo todo. Na próxima vez que assistir a um jogo de futebol juvenil, olhe para os pais na torcida para ver a reação deles. Tente notar os pais que vivem sacrificadamente, aqueles que gritam mais alto, sem ser para encorajamento. Isso pode ocorrer, principalmente, de forma inconsciente.

Casais

A sensação de necessitar de alguém é também uma jogada do ego. O padre jesuíta e psicoterapeuta, Anthony de Mello, afirmou isso da seguinte maneira:

> *A solidão não se cura por meio de companhia humana. A solidão se cura em contato com a realidade, ao compreender que não precisamos das pessoas.*
> — **Anthony de Mello**

Quando você percebe que, na realidade, não necessita de alguém, você passa a aproveitar mais a companhia das pessoas. Você passa a vê-las como elas realmente são, em vez de tentar receber algo delas.

Suas crenças

O ego também usa as crenças para fortalecer sua própria identidade. Em casos extremos, as pessoas se tornam tão apegadas a suas crenças que se dispõem a morrer para protegê-las. Pior ainda, são capazes até de matar quem discordar delas. A religião é um exemplo perfeito dos perigos a esse apego excessivo pelas crenças. O ego utilizará qualquer crença para fortalecer sua identidade, sejam elas religiosas, políticas ou metafísicas.

Outras formas de identificação

Vamos agora analisar a seguinte lista (bem resumida) de outras formas de identificação que o ego às vezes se baseia:

- Seu corpo
- Seu nome
- Seu gênero
- Sua nacionalidade
- Sua cultura
- Sua família/amigos
- Suas crenças (crenças políticas, religiosas, etc.)
- Sua história pessoal (sua interpretação sobre o passado, suas expectativas para o futuro)
- Seus problemas (doenças, situação financeira, mentalidade de vítima, etc.)
- Sua idade
- Seu trabalho
- Seu prestígio social
- Seu papel (como funcionário, provedor, situação parental, situação empregatícia, etc.)
- Objetos materiais (sua casa, carro, roupas, telefone, etc.)
- Seus desejos

As principais características do ego

A seguir algumas das principais características do ego:

> O ego tende a igualar o "ter" com o "ser", por isso ele gosta tanto de se identificar com objetos.

> O ego sobrevive por meio de comparações. Seu ego gosta de se comparar a outros egos.

> O ego nunca se satisfaz. Seu ego sempre deseja mais. Mais fama, mais coisas, mais reconhecimento e assim por diante.

> A noção do ego de autoestima, com frequência, depende da sua estima sob o apreço de outros. Seu ego precisa da aceitação de outras pessoas para se sentir valorizado.

A busca do ego para ser superior

O ego deseja se sentir superior a outros egos. Ele quer se destacar e para isso é necessário criar divisões artificiais para conseguir. A seguir, algumas das estratégias adotadas:

> **Própria valorização por meio de pessoas.** Se você tem amigos inteligentes/famosos, o seu ego se associará a eles para fortalecer sua identidade. É por isso que algumas pessoas adoram dizer a outros o quanto seus amigos são espertos, ricos ou famosos.

> **Fofoca.** As pessoas fofocam porque isso as faz se sentirem diferentes ou superiores de uma certa forma. Por isso, algumas pessoas gostam de colocar outras para baixo e falar delas pelas costas; isso faz com que elas, e todas as pessoas de seu grupo de fofocas, se sintam superiores.

> **Manifestação de um complexo de inferioridade.** Esse complexo esconde um desejo de ser melhor do que os outros. Sim, até mesmo neste caso, as pessoas querem se sentir superiores.

> **Manifestação de um complexo de superioridade.** Esse complexo esconde o medo de não ser bom o bastante.

> **Busca pela fama.** Oferece uma ilusão de superioridade e, por isso, as pessoas sonham com frequência em se tornarem famosas.

> **Estar sempre certo.** O ego adora estar certo. É uma ótima forma de reafirmar sua existência. Você já notou que todos, tanto extremistas quanto liberais, acreditam estarem fazendo a coisa certa? Muitas pessoas se acham corretas. Mas todos podem estar certos?

> **Reclamação.** Quando as pessoas reclamam, por definição, elas acreditam estarem certas e as outras erradas. Isso também funciona com objetos. Você já deu uma trombada em uma mesa e então reclamou ou até a xingou? Eu já, e a droga da mesa estava errada em estar no meu caminho, não é?

> **Busca por atenção.** O ego adora aparecer. Ele ama ser reconhecido, aclamado, adorado. As pessoas, quando atrás de atenção, podem até cometer algum crime, usar roupas excêntricas, ou ter tatuagens espalhadas por seu corpo.

O impacto do ego em suas emoções

Compreender o modo como o ego funciona pode lhe ajudar a controlar melhor suas emoções. Para tal é preciso primeiro entender que sua história é fruto de uma forte identificação com as pessoas, coisas e ideias. Essa identificação é a origem de muitas das emoções negativas que você experimenta em sua vida. Por exemplo:

> Quando a vida não se desvela de acordo com sua história pessoal, você se chateia.

> Quando alguém contesta alguma de suas crenças e você fica na defensiva.

2. O que é o ego

Em outras palavras, muitas das suas emoções são fundamentadas de acordo com sua história pessoal e o modo como você vê o mundo. Conforme você substitui a sua história pessoal atual por uma mais encorajadora, enquanto, ao mesmo tempo, libera seu apego excessivo às coisas, pessoas ou ideias, você se tornará capaz de experimentar emoções mais positivas. Posteriormente, neste livro, você aprenderá a mudar a forma como interpreta os eventos.

> Praticando: Tire alguns minutos para responder às perguntas no livro de exercícios (*Seção I. O que são as emoções – 3. A natureza do ego*).

3. A natureza das emoções

As emoções podem ser difíceis de lidar. Nesta seção, vamos discutir a fundo como elas agem. Ao compreender o mecanismo por trás das emoções, você será capaz de dominá-las da forma mais efetiva conforme elas forem surgindo.

O primeiro passo é compreender que as emoções vêm e vão. Em uma hora você se sente feliz, em outra você está triste. Enquanto você tem algum controle sobre as emoções, é importante reconhecer a natureza imprevisível delas. Se você espera ser feliz o tempo todo, você está determinado a falhar consigo mesmo. O que por fim o fará se culpar quando "falhar" em ser feliz, ou até pior, se torturar por isso.

Para começar a controlar suas emoções, é preciso aceitar que elas são momentâneas. É preciso aprender a deixá-las passar sem sentir a necessidade de se identificar com elas. Você deve se permitir sentir tristeza, sem incutir pensamentos como *"eu não deveria estar triste"*, ou *"o que há de errado comigo?"*. Em vez disso, você deve simplesmente sentir.

Não importa o quão resiliente você seja, você ainda pode experimentar a tristeza, luto ou depressão em sua vida, com sorte não ao mesmo tempo, tampouco para sempre. Às vezes, você se sente desapontado, traído, inseguro, amargurado ou envergonhado. O que o fará duvidar de si mesmo e até duvidar de sua capacidade de ser a pessoa que deseja ser. Mas está tudo bem, porque as emoções vêm, mas elas também vão.

As emoções negativas não são ruins ou inúteis

Você pode se culpar por experimentar emoções negativas, talvez, até se veja como uma pessoa fraca. Você pode até achar que há algo de errado consigo. Contudo apesar do que sua voz interior diz, as emoções não são ruins. Emoções são simplesmente emoções. Nada mais.

Como tal, estar deprimido não o torna inferior à pessoa que era há três semanas quando se sentia feliz. Sentir-se triste agora não significa que você nunca mais sorrirá.

Lembre-se disto: o modo como você interpreta as emoções, assim como o jogo de culpa que você inicia, cria sofrimento, e não as emoções em si.

Na verdade, as emoções negativas podem ser úteis. Às vezes, é preciso ir até o fundo do poço para poder chegar ao topo. Até mesmo as pessoas mais resilientes do mundo ficam deprimidas. Elon Musk nunca se imaginou tendo um colapso nervoso, mas ele teve e superou. Após perder a noiva, Abraham Lincoln ficou por meses deprimido. No entanto, esse acontecimento não o impediu de se tornar presidente dos Estados Unidos. As emoções negativas podem ter um propósito. Elas podem servir como um despertar. Elas até podem lhe ajudar a aprender algo positivo sobre si mesmo. Claro que quando elas o afligem torna-se difícil olhar o lado bom das coisas, mas ao final, você pode perceber que as emoções, até as tristes, desempenham um papel importante nas conquistas de sua vida.

O papel positivo das emoções negativas

As emoções não existem para dificultar a sua vida. Sem elas, não haveria crescimento.

Pense as emoções como equivalentes à dor física. Embora deteste a dor física, se não a sentisse, muito provavelmente você já estaria morto. A dor física envia um alerta poderoso indicando que algo está errado e o provocando a tomar alguma medida. Seja consultar-se com um médico, que pode o levar a um procedimento cirúrgico, início de uma dieta ou prática de exercícios físicos. Sem a dor física, nada disso seria feito e sua situação só pioraria, o que poderia levar a uma morte prematura.

Com as emoções é a mesma coisa. Elas alertam para você fazer mudanças. Talvez seja necessário se livrar de algumas pessoas, do seu emprego ou eliminar uma história desmotivadora que gera sofrimento em sua vida.

A natureza efêmera das emoções

Não importa o quão deprimido você está, o fardo do luto que carrega, ou o quão terrível você se sente em determinado momento, tudo passará.

Olhe para as emoções negativas que você já sentiu no passado. Lembre-se dos piores momentos em sua vida. Durante esses períodos difíceis, você provavelmente estava tão imerso nesses sentimentos que pensava nunca mais conseguir escapar delas. Era impossível se imaginar sendo feliz novamente. No entanto, até esses episódios se encerram. Em algum momento, as nuvens se dissiparam e seu verdadeiro "eu" voltou a brilhar.

As emoções vêm e vão. A sua depressão *passará*, a tristeza *irá* embora e sua raiva se *dissipará*.

Tenha em mente que se você experimenta repetidamente as mesmas emoções, provavelmente significa que você tem crenças limitantes e é necessário mudá-las. Discutiremos isso no decorrer do livro.

Caso você sofra de depressão crônica e/ou severa, é aconselhável procurar um especialista.

A cilada das emoções

Você já sentiu como se nunca mais fosse ser feliz? Você já se sentiu tão apegado às emoções e achou que elas nunca mais iriam embora?

Não se preocupe, isso é bem normal.

As emoções negativas agem como um filtro que maculam as suas experiências. No decorrer de um episódio negativo, cada momento percebido é vivido através desse filtro. Enquanto o mundo lá fora permanece o mesmo, a sua experiência será completamente diferente de acordo com o que você sente.

Por exemplo, quando você está deprimido, você não aproveita a comida que come, o filme que vê ou as atividades que se propõe a fazer. Você apenas nota o lado negativo das coisas, sentindo-se preso e impotente. Por outro lado, quando está com um humor mais positivo, tudo na vida parece melhor. A comida está sempre deliciosa, você se torna naturalmente mais amigável e aproveita todas as atividades que se propõe a participar.

Você pode até achar que, com o conhecimento advindo deste livro, você nunca mais ficará deprimido. Mas está errado! Você continuará a sentir tristeza, frustração, depressão ou ressentimento, mas, com sorte, sempre que as sentir, você tomará mais ciência sobre elas e se lembrará de que *um dia elas também irão embora*.

Eu tenho que admitir que minhas emoções me enganam facilmente. Embora eu saiba que eu não sou as minhas emoções, eu ainda dou muito crédito a elas e falho em me lembrar de que elas são apenas visitantes temporárias. Mais importante, eu falho em perceber que elas *não* são eu. As emoções sempre vêm e vão, mas eu continuo. Assim que a tempestade emocional termina, eu, com frequência, me sinto um idiota por ter dado tanta importância às emoções. E você?

Curiosamente, os fatores externos podem não ser, e geralmente não são, os principais causadores das mudanças em seu estado emocional. Você pode estar na mesma situação, com o mesmo emprego, a mesma quantia no banco e ter os mesmos problemas, mas experimentar estados emocionais completamente diferentes. Na verdade, se analisarmos o passado, é assim que geralmente acontece. Você se sente mal por umas horas, ou alguns dias, antes de retornar ao seu prévio estado emocional. Durante esse período de estresse emocional, o ambiente não sofre nenhuma alteração. A única mudança ocorreu no seu diálogo interno.

Eu o incentivo a se conscientizar mais sempre que tais eventos ocorrerem e que veja através da cilada das emoções. Você pode ir além e registrar tais acontecimentos em um diário. Ao fazê-lo, você compreenderá mais sobre como as suas emoções agem e, como resultado, você estará mais apto a controlá-las.

O potencial nocivo das emoções

> *Uma emoção, em geral, representa um padrão de pensamento amplificado e energizado. Por causa da carga energética quase sempre excessiva que ela contém, não é fácil, a princípio, termos condições para observá-la. A emoção quer assumir o controle, e quase sempre consegue, a menos que você esteja presente e alerta.*
> — Eckhart Tolle, *O poder do Agora*

As emoções negativas são como grilhões. Enquanto se está sob efeito delas, parece impossível se libertar. Você pode perceber que não faz sentido se estender com esses pensamentos, ainda assim não consegue evitar e seguir pensando desta forma. Como se fosse atraído, você segue se identificando com tais pensamentos e, como resultado, se sente cada vez pior. Quando isso acontece, nenhum argumento racional parece surtir efeito.

Quanto mais essas emoções se relacionam com sua história pessoal, mais forte se torna essa atração. Por exemplo, se você acha não ser bom o bastante, você pode sentir emoções negativas como culpa ou vergonha toda vez que julgar o que faz como não sendo "bom o bastante". Por ter experimentado essas emoções repetidas vezes, elas se tornam uma resposta automática.

Para mais informações acerca de como identificar-se com as emoções, procure na seção "Identificação".

O poder seletivo das emoções

O seu estado emocional pode afetar radicalmente seu modo de viver a vida, o levando a agir ou a se comportar de modo diferente.

Quando você se encontra em um estado positivo, você tem mais energia à disposição. O que lhe garante:

> Mais confiança em tudo o que se dispõe a fazer;
> Uma tolerância a considerar novas ações para melhorar sua vida;
> A capacidade de deixar ou romper a sua zona de conforto;
> Uma resistência emocional maior para lidar com os momentos difíceis;
> Ideias melhores e criatividade aguçada;
> Fácil acesso a emoções positivas dentro da mesma natureza.

Quando você se encontra em um período negativo, você tem menos energia à disposição, o que lhe garante:

> Uma falta de confiança que afeta tudo o que se dispõe a fazer;
> Uma desmotivação que reduz o escopo das ações que se dispõe a fazer;

> Uma relutância a aceitar novos desafios e a deixar a sua zona de conforto;

> Uma capacidade reduzida em lidar com contratempos;

> Uma propensão em atrair pensamentos negativos dentro da mesma natureza.

Exemplo da vida real:

Deixe-me compartilhar um exemplo real de minha própria vida. Ambos casos aconteceram sob as mesmas condições externas. A única diferença era o meu estado emocional no momento.

Caso 1 – Animado com meu negócio on-line:

> Mais confiança em tudo que me disponho a fazer: Eu sinto como se as minhas ideias fossem ótimas. Estou animado para trabalhar em meu livro e ansioso para escrever os artigos. Estou aberto a ideia de compartilhar o meu trabalho e promovê-lo.

> Uma tolerância para considerar um novo rumo: Eu estou aberto a novas ideias para desenvolver/realizar o meu projeto. Posso imaginar modos de colaborar com outros autores e iniciar a construção de um novo programa de treinamento para oferecer ao meu público.

> A capacidade de sair da minha zona de conforto: Torna-se cada vez mais fácil ir além da minha zona de conforto. Eu, por exemplo, posso contatar pessoas que não conheço ou fazer uma transmissão ao vivo no Facebook.

> Resistência emocional maior: Eu sigo com meus projetos até quando fico desmotivado.

> Ideias melhores e criatividade aguçada: Eu estou aberto a novas ideias. Algumas ideias novas para meu livro, artigos e outros projetos criativos podem surgir.

> Acesso fácil a outras emoções positivas: Eu atraio mais emoções positivas. Ao mesmo tempo, a minha mente rejeita pensamentos negativos com mais facilidade ao recusar a identificação com elas.

Caso 2 – Sentindo-me levemente deprimido devido à falta de resultados:

> Falta de confiança: Eu passei a duvidar de mim mesmo e de todos os projetos que estou envolvido no momento. De repente, tudo que faço se torna inútil ou não é "bom o bastante". Pensamentos como *"Para quê?"*, *"Eu não vou conseguir"* ou *"Eu sou um idiota"* me assolaram. Nem preciso dizer que me autopromover se tornou um grande desafio.

> Desmotivação: Eu não sinto vontade de fazer mais nada. Eu sou atacado e incapaz de fugir dos pensamentos negativos. Eu tenho os mesmos pensamentos negativos repetidamente, como disco arranhado. Eles parecem tão reais e deturpam todas as minhas experiências.

> Uma dificuldade em aceitar novos desafios: Eu tenho pouca energia à disposição para sair da minha zona de conforto e me dispor a participar de projetos desafiadores.

> Uma capacidade reduzida para lidar com contratempos: Eu tenho dificuldade em finalizar tarefas e procrastino quando "deveria" me concentrar.

> Uma propensão a atrair pensamentos negativos: Eu atraio cada vez mais pensamentos negativos. Embora, tais pensamentos tenham me assolado antes, desta vez, eles se estabelecem. Ao identificar-me com esses pensamentos, eu gero mais emoções negativas.

> Ambos casos aconteceram em um intervalo de dias. O ambiente externo era exatamente o mesmo, mas meu estado emocional era radicalmente diferente e me levou a tomar ações diferentes.

O poder magnético das emoções

As emoções são como ímãs. Elas atraem pensamentos na mesma "vibração". Por isso que quando você está em um estado negativo, você atrai com facilidade outros pensamentos negativos, e ao se interligar a eles, você piora a situação.

Como Eckhart Tolle escreveu no livro *O poder do agora*:

> *É comum se estabelecer um círculo vicioso entre o pensamento e a emoção porque um alimenta o outro. O padrão do pensamento cria um reflexo amplificado de si mesmo na forma de uma emoção, fazendo com que a frequência vibratória desta permaneça alimentando o padrão de pensamento original.*
> — Eckhart Tolle

Agora, vejamos o que podemos fazer para libertarmo-nos desse poder magnético.

Rompendo o poder magnético das emoções

Digamos que você teve um dia horrível no trabalho e está de péssimo humor. O estado negativo em que você se encontra atrai mais pensamentos negativos. De repente, você se dá conta de que ainda está solteiro com 30 anos e começa a se martirizar por isso. Então, começa a se culpar por estar acima do peso. Você também lembra que terá que ir ao escritório no próximo sábado, que o faz lembrar o quanto detesta seu trabalho.

Percebeu como é fácil atrair pensamentos negativos quando vibramos baixo? Para evitar isso de acontecer, é fundamental que pare completamente com o hábito de acumular pensamentos negativos.

Exemplo da vida real:

Eu tenho problemas no joelho, o que me impede de praticar alguns esportes. Como eu sempre gostei de praticar esportes, esses machucados se tornaram uma fonte de dor emocional. Felizmente, raras vezes eu sinto dor nos joelhos, mas quando doem, podem despertar emoções negativas. Outro dia, eu estava analisando meu seguinte raciocínio – *nós todos temos hobbies diferentes, não é?* – eu percebi que ao sentir dor nos joelhos afetava negativamente o meu humor, despertando assim mais emoções negativas em um ciclo negativo retroativo. A dor me fazia focar em todas as coisas erradas em minha vida, tanto no trabalho quanto em minha vida pessoal. Como resultado, eu experimentava emoções negativas por horas, até dias.

O que quero dizer aqui é que, não importa quão maravilhosa é a sua vida, se você passá-la focando em seus problemas, você se sentirá deprimido. Portanto, para reduzir as emoções negativas, devemos aprender a repartir nossas questões. Não deixe a sua cabeça pensar e aumentar demais ao acumular questões totalmente nada a ver. Isso só o fará piorar. Em vez disso, lembre-se de que as emoções negativas só existem em sua cabeça. Sozinhos, seus problemas nem são tão importantes e não há uma regra que diz que eles têm de ser solucionados todos ao mesmo tempo.

Passe a notar como você se sente. Registre as emoções negativas. Perceba o que as desperta. Quanto mais praticar isso, mais você descobrirá certos padrões. Por exemplo, digamos que você se sentiu triste por uns dias, pergunte-se o seguinte:

> O que despertou essas emoções?
> O que as abasteceu nesses dias?
> Que história eu estava contando para mim mesmo?
> Como e por que eu saí desse colapso?
> O que posso aprender desse episódio?

Responder a essas perguntas será impagável e lhe ajudará a lidar com questões similares no futuro.

A transitabilidade emocional

Nós vimos anteriormente que atraímos os pensamentos que correspondem ao nosso estado emocional. O oposto também é verdade. Não é possível atrair pensamentos que não se relacionam como você se sente em determinado momento. Mesmo que tenha tentado ter pensamentos felizes, a sua mente não estaria receptiva a eles. Isso explica por que em períodos de tristeza, mesmo que tenha alguns pensamentos positivos, você não é capaz de associá-los e não é capaz de mudar seu próprio estado emocional

O ponto de partida emocional

Já lhe disseram para se animar quando estava de luto ou para expressar gratidão enquanto deprimido? Isso ajudou? Provavelmente, não. Isso é porque o estado emocional que você estava não o permitia acessar essas emoções.

Em seu livro, *Peça e será atendido*, Esther e Jerry Hicks oferecem um modelo para explicar como as variações emocionais estão conectadas e o que podemos fazer para escalarmos das emoções negativas para as positivas. Por exemplo, neste modelo, a depressão e o desânimo estão ao final da escala seguida pela raiva. Mostra que quando você está com depressão, sinais de raiva indicam que você está subindo na escala emocional. Isso faz sentido. Quando você tem raiva, você tem mais energia do que quando deprimido, não é?

Recentemente, após me sentir deprimido por um tempo, eu experimentei alguns sentimentos de raiva. Por algum motivo, eu me cansei de historinha e desculpas rondando a minha cabeça e eu usei essa raiva como combustível para realizar as tarefas que eu vinha evitando. Como resultado, eu fui capaz de criar uma força motriz e enfim subir na escala emocional.

Sempre que você experimentar emoções negativas, busque emoções que lhe tragam mais energia. Algumas emoções ditas negativas como a raiva podem lhe ajudar a superar emoções ainda mais incapacitantes, como o desânimo. Apenas *você* sabe como se sente. Por isso, se a raiva lhe parece melhor, aceite-a.

Emoções e sofrimento mental

Você sabia que cria muita dor desnecessária em sua vida? Cada vez que se prende a um pensamento, ou a uma emoção, você sofre. Um bom exemplo disso é como você reage à dor física. Sempre que sente uma dor, a sua primeira reação é interpretá-la. Quando o faz, você gera pensamentos negativos. A sua identificação com tais pensamentos é o que provoca o sofrimento mental. Abaixo, alguns dos pensamentos que passam por sua cabeça nesses momentos:

- E se essa dor nunca mais passar?
- E se eu não conseguir mais fazer X, Y, Z por causa da dor?
- E se ela piorar?
- E se eu precisar operar?
- E se eu não conseguir mais trabalhar? Eu tenho um projeto importante que devo terminar a tempo.
- Com essa dor, hoje será difícil.
- Eu não tenho um centavo. Como vou pagar o hospital se as coisas piorarem?

Esse diálogo interno causa sofrimento, mas não ajuda em nada a resolver o problema. Ainda é possível funcionar direitinho e tomar ações necessárias sem lidar com qualquer uma das preocupações acima.

As emoções negativas não são problemas, o sofrimento mental provocado por tais emoções que é.

Outro exemplo de sofrimento mental é a procrastinação. Você já adiou o início de uma tarefa por dias e semanas só para perceber que nem era tão difícil assim que a terminou? Eu já. Qual foi a parte mais cansativa, a tarefa em si, ou o tempo que você passou se preocupando com ela?

Ou talvez, você não tenha dormido o suficiente e ficou dizendo a si mesmo que o dia de hoje seria complicado. Conforme você imagina todas as tarefas que precisa realizar, você já se cansa.

3. A natureza das emoções

Os psicólogos já demonstraram que o sofrimento mental consome a maior parte de sua energia. Afinal, passar o dia todo sentado à mesa não é assim tão cansativo, porém muitos ainda se sentem exaustos ao final do dia. Em seu livro clássico, *Como evitar preocupações e começar a viver*, Dale Carnegie escreveu o seguinte:

> **Um dos mais destacados psiquiatras dos Estados Unidos, o Dr. A. A. Brill, ainda vai além. Diz ele: 'Um por cento da fadiga dos trabalhadores sedentários que gozam de boa saúde é devido a fatores psicológicos com o que nós queremos referir a fatores emocionais.'**
> — **Dale Carnegie**

As pessoas infligem um grande sofrimento em si mesmas. Conforme ler este livro, você perceberá a estupidez dessa atividade. Você passará a perceber que as pessoas ao redor estão lidando com um passado que não podem mudar. Você verá membros da família e amigos se preocupando com um futuro que é impossível de prever. Você testemunhará as pessoas tendo os mesmos pensamentos, correndo em círculos para solucionar um problema que só existe na cabeça delas. Por milhares de anos, os místicos nos disseram que os problemas estavam na nossa cabeça. Eles nos convidaram inúmeras vezes a olharmos para dentro de nós. Ainda assim, hoje, quantas pessoas estão ouvindo?

Muitos de nós estamos viciados em nossos problemas. Ao invés de deixá-los ir, nós reclamamos, nós nos fazemos de vítimas, culpamos outras pessoas, ou discutimos nossos problemas sem nada fazer para solucioná-los. Para reduzir esse sofrimento mental, nós precisamos parar de interpretar as emoções de forma negativa e incapacitante.

Por que os problemas não existem

Se formos além e analisarmos a realidade de modo objetivo, podemos dizer que os problemas na verdade não existem. Aqui está o motivo:

- **Você foca no que não existe:** Um problema só existe quando você dá a sua atenção. Da perspectiva da sua mente, no que você não dá atenção, não existe. Vamos olhar esse exemplo hipotético. Imagine que você perdeu ambas pernas. Se você aceitar imediatamente este fato e se recusar a pensar muito sobre isso, logo não haverá problemas e consequentemente um sofrimento mental. Você simplesmente seguiria vivendo a realidade (claro que não é bem assim que acontece).

- **Um problema só existe no tempo:** Um problema só existe no passado ou no futuro. E onde o passado e o futuro estão? Na sua cabeça. Para reconhecer um problema, você precisa pensar nele, e o pensamento existe no tempo (abstrato), não no agora (físico).

- **Um problema precisa ser identificado como um problema para realmente existir:** Um problema só existe quando você interpreta uma situação como sendo problemática. Caso contrário, não há problemas.

Esse conceito pode ser difícil de entender a princípio, mas é uma teoria importante. Na próxima seção, vamos olhar para os diferentes elementos que afetam as suas emoções.

> **Praticando:** Explore a natureza das emoções utilizando o livro de exercícios (*Seção I. O que são as emoções – 4. A natureza das emoções*).

Parte II
O que afeta as emoções

> *A sua mente opera com o famoso princípio da computação do GIGO – entra lixo, sai lixo. Se você faz o mal, fala o mal e pensa o mal, o resíduo o deixará mal. Se você faz o bem, fala o bem e pensa o bem, o resultado será ficar bem.*
> — Om Swami, *A Million Thoughts*
> (*Um milhão de pensamentos*, em tradução livre).

As emoções são complexas e uma variedade de fatores influenciam o modo como se sente. Nesta seção, nós cobrimos alguns elementos que afetam o direcionamento de suas emoções. A boa notícia é que você tem certo controle sobre eles.

Caso nós excluamos as reações emocionais espontâneas derivadas de seu mecanismo de defesa, muitas de suas emoções restantes são as criadas por nós mesmos. Elas resultam do modo que interpretamos os pensamentos e acontecimentos. Contudo, esses não são os únicos elementos que afetam seu estado emocional. O seu corpo, sua voz, a comida que você come, o quanto você dorme também desempenham um papel ao determinar a característica de suas emoções e, portanto, a qualidade da sua vida.

Vejamos como cada um desses elementos afetam as suas emoções.

4. O impacto do sono em seu humor

A qualidade e quantidade de seu sono afetam o seu estado emocional. Você, provavelmente, já sentiu os efeitos colaterais de uma noite maldormida. Talvez, se sentiu mais ranzinza, incapaz de se concentrar, abatido ou com dificuldades de lidar com emoções negativas.

Noites maldormidas afetam o humor de diversas maneiras.

De acordo com uma pesquisa realizada com pessoas que sofrem com ansiedade ou depressão, a maioria dos correspondentes relatou que dormia menos do que seis horas por noite.

Essa privação de sono também aumenta o risco de mortalidade. Uma pesquisa em 2016, conduzida por pesquisadores de organização não governamental, a *RAND Europe*, apontou que as pessoas que dormem menos do que seis horas por noite tinham o risco de mortalidade aumentado em 13% comparado às que dormiam cerca de sete a nove horas por noite. Os mesmos estudos comprovaram que a privação de sono custa aproximadamente uns 411 bilhões de dólares anualmente à economia dos Estados Unidos.

Surpreendentemente, a privação do sono também parece reduzir a capacidade do indivíduo de aproveitar as experiências positivas. Um estudo comprovou que, enquanto as pessoas que dormiam o suficiente experimentavam um efeito positivo de tais momentos, nenhum efeito foi gerado em pessoas que dormiram mal.

Como melhorar a qualidade do seu sono

Há diversas maneiras de melhorar a qualidade do sono. Vamos conferir algumas:

> **Assegure-se de manter o quarto completamente escuro.**
> Muitos estudos mostraram que quanto mais escuro é o quarto, maior é a nossa tendência a dormir. Caso seu quarto não seja

completamente escuro, o que você pode fazer para escurecê-lo? Talvez possa comprar uma máscara de dormir ou cortinas *blackout* que bloqueiam a luz do sol.

> **Evite o uso de aparelhos eletrônicos.** Sejam eles, *smartphones, tablets,* televisores ou aparelhos do gênero. De acordo com a ***SleepFoundation.org***, "Os estudos mostraram que até mesmo os nossos pequenos aparelhos eletrônicos emitem luzes suficientes para enganar o cérebro e o manter acordado. Como adultos, estamos sujeitos a essas influências e nossos filhos são ainda mais suscetíveis". Um estudo de 2014 publicado pela *PNAS* (*Proceedings of the National Academy Sciences*) mostrou que a melatonina, substância que ajuda a regular o padrão de sono, se reduziu cerca de 50% em participantes que liam em aparelhos eletrônicos do que em livros físicos. Esses participantes levavam dez minutos a mais para cair no sono e perdiam uns dez minutos de sono profundo (também conhecido como REM). Os participantes relataram que se sentiam menos alertas pela manhã. Se seu aparelho tiver uma configuração de luz noturna, ele ainda poderá afetar negativamente o seu sono, mas antes experimente essa configuração para conferir se provoca alguma alteração no seu padrão de sono. Caso tenha que utilizar aparelhos eletrônicos à noite, considere o uso de óculos de leitura que bloqueiam a luz azulada que eles emitem. É melhor utilizar os óculos algumas horas antes de ir para a cama.

> **Relaxe a sua mente.** Se você for como eu, você deve ter milhares de pensamentos passando pela sua cabeça na hora que vai dormir. Eu costumo ficar muito animado quando tenho ideias novas ou quando tem algo que quero muito fazer. Como consequência, eu geralmente sinto que eu poderia ter realizado tantas coisas durante o dia e essa sensação me deixa com dificuldades para dormir. Além de desligar meus aparelhos eletrônicos ao dormir, eu percebi também que escutar músicas relaxantes também ajuda. Ler um livro físico também pode me ajudar a relaxar (conquanto eu não fique muito animado com o livro, o que já aconteceu algumas vezes).

> **Evite beber muita água umas duas horas antes de ir dormir.** Essa é óbvia, mas ainda vale mencionar. Se você tiver que ir ao banheiro de madrugada, o seu padrão de sono será interrompido. O que, claro, o deixará mais cansado durante o dia seguinte.

> **Tenha um ritual noturno**. Apenas isso já lhe ajudará a dormir com mais facilidade. É melhor tentar ir para a cama no mesmo horário todas as noites, inclusive aos finais de semana. Se você gosta de sair aos fins de semana e ficar acordado até tarde, isso poderá ser difícil, porém, recomendo tentar e ver como isso funciona. Um ritual noturno também lhe ajudará a seguir um ritual pela manhã. Se tornará mais fácil acordar no mesmo horário sem se sentir cansado se você seguir um ritual noturno e diurno. Caso você saia aos fins de semana e fique acordado até tarde, algo que pode fazer é ainda assim acordar cedo durante a semana e ter alguns cochilos no decorrer do dia conforme a necessidade.

Caso tenha dificuldades em ter uma boa noite de sono, tente implementar algumas das soluções mencionadas acima. O melhor conselho que posso oferecer é para seguir tentando diferentes estratégias até descobrir uma que funcione melhor com você.

5. Usando o corpo para influenciar as suas emoções

> *Os nossos corpos modificam as nossas mentes, as nossas mentes modificam nossos comportamentos, e nossos comportamentos modificam os nossos resultados.*
> — Amy Cuddy, Psicóloga social

A linguagem e a postura corporal

Ao mudar a sua linguagem e postura corporais, você pode alterar o modo como se sente. Quando você está confiante ou feliz, você expande o seu corpo e se torna maior. Já percebeu como os homens endireitam a postura, estufam o peito e seguram a barriga quando veem uma mulher atraente? Esse é um comportamento inconsciente para demonstrar confiança e poder (o mesmo ocorre com os gorilas batendo no peito).

Em um de seus experimentos, a psicóloga social, Amy Cuddy, da Escola de Negócios de Harvard, mostrou que os participantes que adotaram uma pose de poder por uns dois minutos, demonstraram características similares àquelas de pessoas confiantes e poderosas. Mais especificamente, ela percebeu as seguintes mudanças hormonais.

Após a adoção de uma postura de poder por dois minutos:

> Aumento de testosterona em 25%;
> Redução de Cortisol em 10%;
> Aumento do risco à tolerância dentre 86% dos participantes que escolheram participar de um jogo de probabilidade.

Após a adoção de uma postura de baixo poder por dois minutos:

> Redução de testosterona em 10%;
> Aumento de Cortisol em 15%;
> Redução do risco à tolerância dentre apenas 60% dos participantes que escolheram participar de um jogo de probabilidade.

Como pode notar, é possível mudar o modo como se sente apenas ao alterar a sua postura corporal ou expressão facial. É o que algumas pessoas querem dizer com a expressão "fingir até conseguir". Por exemplo, você pode colocar um sorriso no rosto para se sentir um pouco melhor. Do mesmo modo, você pode afetar negativamente o seu humor e até gerar uma depressão ao mudar a sua postura corporal.

David K. Reynolds, em seu livro *Constructive Living* (*Vivendo de modo construtivo*, em tradução livre) explica como ele alterou a sua identidade para a de seu *alter ego*, David Kent, e como ele criou um paciente depressivo e suicida. O objetivo era ser aceito como um paciente de forma anônima em diversas instituições psiquiátricas para avaliá-las de dentro. Perceba que ele não estava fingindo a depressão, ele estava de fato depressivo. Os testes psicológicos confirmaram. Eis como ele criou a própria depressão:

> *A depressão pode ser criada ao sentar-se de modo desleixado na cadeira, com os ombros encurvados e cabeça cabisbaixa. Repita essas palavras diversas vezes: 'Não há nada que ninguém possa fazer. Ninguém pode ajudar. Está tudo perdido. Eu estou perdido. Eu desisto.' Balance a cabeça, suspire, chore. De modo geral, aja depressivamente que o sentimento genuíno logo se seguirá.*
> — **David K. Reynolds, Constructive Living**

As vantagens de se exercitar

Segundo Michael Otto, professor de psicologia na Universidade de Boston: "Não se exercitar quando se sentir mal é o mesmo do que não tomar uma aspirina quando estiver com dor de cabeça."

Quando chegou a hora de "David Kent" devolver a identidade ao David K. Reynolds, o que você acha que ele teve que fazer? Ele precisou mudar sua postura corporal. Fácil falar, mas difícil fazer quando se está clinicamente depressivo. Obviamente, ele sabia disso mais que todos. Ainda assim, ele teve que se esforçar para se tornar fisicamente ativo, apesar de não querer. Conforme ele foi aumentando a sua atividade física e se ocupando, ele se sentiu melhor até se recuperar completamente.

A história do David Kent nos mostra que o exercício frequente melhora, não apenas o seu bem-estar físico, mas também o seu humor. Os estudos mostraram que exercícios podem tratar depressão leve a moderada de forma tão eficaz quanto antidepressivos. Em uma pesquisa, James Blumenthal, psicólogo clínico da Universidade de Duke, designou aos adultos sedentários com transtornos depressivos em quatro grupos: exercícios supervisionados, exercícios em casa, terapia antidepressiva ou pílulas placebo. Após quatro meses, Blumenthal percebeu que os pacientes que se exercitavam e os que estavam no grupo de antidepressivos tinham as taxas de remissão mais altas. Em suas conclusões, ele observou que o exercício tem mais ou menos o mesmo efeito de antidepressivos.

Quando ele reavaliou os pacientes um ano depois, Blumenthal notou que as pessoas que continuaram se exercitando com frequência tinham menos indícios depressivos do que aquelas que se exercitavam esporadicamente. O exercício, aparentemente, não ajuda só a tratar a depressão, mas também evita a recaída. Portanto, quando falamos de controle sobre as emoções, a prática de exercícios é parte de seu arsenal.

Felizmente, você não precisa correr quinze quilômetros por dia para aproveitar os benefícios do exercício físico. Uma simples caminhada por trinta minutos, cinco dias na semana já faz maravilhas. Segundo uma pesquisa publicada no *PLOS Medicine (Public Library of Science)*, duas horas e meia de exercício moderado durante a semana podem adicionar três anos e um trimestre em sua expectativa de vida. Outro estudo com cinco mil pessoas na Dinamarca, mostrou que os indivíduos que se exercitam com frequência viviam cinco a sete anos a mais do que seus correspondentes sedentários.

E sobre as vantagens da prática de exercícios em seu humor, essas são tanto imediatas quanto de longo prazo. O professor de psicologia, Michael Otto, diz que você com frequência obtém um efeito de melhora em seu humor logo nos cinco primeiros minutos de uma prática de exercício moderado. E, como já vimos, a prática regular de exercícios melhora sua saúde mental a longo prazo e pode ser tão eficaz quanto medicamentos antidepressivos.

E você? Que atividade você praticará para melhorar a sua saúde física e mental?

6. Usando os pensamentos para influenciar as suas emoções

> *Você se torna aquilo em que passou o dia todo pensando.*
> — Ralph Waldo Emerson, Ensaísta e Poeta

Os seus pensamentos definem quem você é e criam a sua realidade. É por isso que você deve canalizar os seus pensamentos no que você *quer*, e não no que *não quer*. Como o especialista de sucesso Brian Tracy diz: "A chave para o sucesso é focar a nossa mente consciente em coisas que desejamos, não no que tememos."

As vantagens da meditação

No Budismo, a mente é geralmente chamada de "mente de macaco", porque os budistas acreditam que os pensamentos humanos são parecidos com um macaco balançando entre as árvores. Eles estão por toda parte e parecem nunca parar. A meditação ajuda a domar o macaco e curá-lo de sua agitação. Conforme você medita, você se torna consciente de um fluxo incessante de pensamentos surgindo em sua cabeça. Com a prática, você aprende a se distanciar de seus próprios pensamentos, reduzindo assim sua força e seu impacto. Como resultado, você experimentará menos emoções negativas e se sentirá mais em paz.

As vantagens da visualização

Você sabia que o subconsciente não consegue distinguir de modo claro as experiências reais das "falsas"? Isso quer dizer que você pode enganar a sua mente ao simular experiências desejadas através da visualização.

Quanto mais detalhes você visualizar, mais seu cérebro interpretará a experiência como algo real.

Ao usar a visualização para evocar sentimentos positivos como gratidão, animação ou alegria, você pode condicionar a sua mente a experimentar emoções ainda mais positivas, conforme veremos com mais detalhes na seção "Condicionando a sua mente".

7. Usando as palavras para influenciar as suas emoções

As suas palavras têm mais impacto em seus pensamentos e no seu comportamento do que você imagina. Devido aos seus pensamentos, palavras e comportamento estarem todos interconectados, eles influenciam uns aos outros. Por exemplo, quando lhe falta confiança, você usa certas palavras como *"Vou tentar"*, *"Eu espero"*, ou *"Eu desejo"*. Do mesmo modo, usar palavras específicas podem deixá-lo menos seguro. Isso também mostra que você pode aumentar a sua confiança usando certas palavras como *"Eu vou"*. Por exemplo, dizer "Eu vou mudar de carreira", ou "Eu vou concluir este projeto até o fim do mês", o farão mais confiante do que dizer "Eu espero poder mudar de carreira", ou "Eu vou tentar concluir este projeto até o fim do mês".

Para melhorar a sua confiança, substitua as palavras que demonstram insegurança por palavras que mostrem confiança como as exibidas a seguir:

Palavras a serem evitadas:
- Poderia/deveria/conseguiria/talvez
- Tentar/esperar/desejar
- Talvez/provavelmente
- Se tudo estiver certo
- Se tudo der certo

Palavras a serem usadas no lugar:
- Eu vou
- Absolutamente
- Definitivamente

- Com certeza
- Claro
- Certamente
- Obviamente
- Sem nenhuma dúvida
- Sem problemas

O poder das afirmações positivas

As afirmações positivas são frases que você repete para si mesmo com uma certa frequência até a sua mente aceitá-las como verdadeiras. Com o tempo, elas lhe ajudam a condicionar a sua mente a experimentar as emoções positivas como confiança ou gratidão. Para maiores informações sobre como condicionar a sua mente, confira a seção "Condicionando a mente".

Como usar as afirmações positivas

- Use o tempo presente do indicativo e não o futuro do presente. ("Eu sou" e não "Eu serei").
- Evite formas negativas como "Eu não sou tímido". Ao invés, use "Eu sou confiante".
- Repita a frase continuamente por uns cinco minutos.
- Faça isso todos os dias, sem exceção, por um mês e se possível por mais tempo.
- Use também a visualização e envolva as suas emoções.

Alguns exemplos de afirmações eficazes:

- Eu amo ser confiante.
- Eu independo das opiniões positivas ou negativas que os outros têm.

- > Eu estou abaixo de ninguém e ninguém está abaixo de mim.
- > Eu te amo.... (Insira o seu nome e diga olhando em seus olhos por um espelho, como "*Eu te amo, Thibaut*" – estranho, não é?)
- > Muito obrigado.

Exercício

- > Utilize uma afirmação positiva por cinco minutos todos os dias.
- > Atente-se para as palavras que não demonstram comprometimento, confiança ou assertividade. Revise os seus e-mails antes de enviá-los e exclua frases como "Vou tentar", "Eu devo", "Eu espero", etc. Substitua-as por "Eu vou" ou algo igualmente assertivo. Pelas próximas três semanas, desafie-se a evitar o uso de palavras que não demonstrem confiança.

Dica complementar: O coach de vida mundialmente famoso, Tony Robbins, tem usado o que ele chama de *"ritual"* há décadas antes de se encontrar com um cliente ou apresentar um seminário. Ele utiliza tanto seu corpo, quanto certas frases, para se colocar no estado e nível adequados de confiança. Conforme você encarna suas próprias afirmações, tente engajar o seu corpo do mesmo modo. Lembre-se de que suas palavras e seu corpo afetam as suas emoções.

8. Como a respiração afeta as suas emoções

Você pode ficar sem comer ou sem dormir por dias, mas você não consegue sobreviver mais do que alguns minutos sem oxigênio. Enquanto a respiração deve ocorrer naturalmente, a verdade é que muitos não sabem respirar direito. Como consequência, elas não geram tanta energia quanto seriam capazes. Esses indivíduos tendem a se cansarem mais facilmente do que os demais, afetando assim o humor deles e tornando-os mais propensos a experimentarem emoções negativas.

Uma respiração decente o beneficia de diversas maneiras. Acalmar a sua respiração ajuda a reduzir a ansiedade. No livro *Breathwalk: Breathing Your Way to a Revitalized Body, Mind and Spirit* (Inspirando: a respiração como um modo de revitalizar o seu corpo, mente e espírito, em uma tradução livre), Gurucharan Singh Khalsa e Yogi Bahjan mencionaram os seguintes benefícios de uma respiração mais lenta:

> Oito ciclos respiratórios por minuto: alivia o estresse e aumenta a percepção.

> Quatro ciclos respiratórios por minuto: sentimento intenso de percepção, aumento da clareza mental, intensifica a sensibilidade do corpo.

> Um ciclo respiratório por minuto: aprimora a cooperação entre ambos hemisférios do cérebro, acalma rapidamente a ansiedade, medo ou preocupação.

Uma respiração rápida como a Respiração de Fogo lhe permite liberar o estresse, o mantém mais atento e o provê de mais energia, além de outros benefícios. (Você pode assistir a um tutorial ao buscar por "Respiração de fogo"[1] no YouTube). Para saber mais sobre como utilizar a respiração para mudar o seu humor, confira o livro *Breathwalk: Breathing Your Way to a Revitalized Body, Mind and Spirit* ou busque outros títulos sobre as técnicas respiratórias.

---

[1] Nota da Tradutora: É recomendável que se busque um instrutor para lhe ajudar nas primeiras sessões, pois o aumento significativo da frequência respiratória pode provocar mal-estar, tontura e desmaios.

9. Como o ambiente influencia as suas emoções

O seu ambiente também influencia o modo como você se sente. Por ambiente eu quero dizer qualquer coisa ao seu redor que pode lhe afetar de alguma maneira. Isso podem ser as pessoas com quem você convive, os programas de TV que você assiste ou o local onde vive. Por exemplo, parentes negativos podem deixá-lo para baixo, assim como uma mesa bagunçada pode desanimá-lo.

Eu percebi que quando estou desmotivado, fazer arrumação na minha mesa, limpar meu escritório ou reorganizar os arquivos em meu computador me dão um gás a mais na minha motivação.

Para saber mais como você pode usar o seu ambiente para mudar as suas emoções, confira a seção "Por meio de seu ambiente".

10. Como a música afeta as suas emoções

Todos nós sabemos que a música afeta o nosso humor. Quem nunca ouviu a música de Rocky (*Eye of the tiger*) enquanto malhava? Por exemplo, a música pode:

> Ajudá-lo a relaxar quando estiver cansado;
> Motivá-lo quando estiver para baixo;
> Ajudá-lo a perseverar enquanto se exercita;
> Ajudá-lo a entrar em contato com sentimentos de gratidão;
> Colocá-lo em um estado positivo de humor.

Alguns estudos mostraram que escutar músicas animadas pode ajudar a melhorar o humor das pessoas. Em uma pesquisa conduzida em 2012, os participantes relataram uma melhora positiva no humor após ouvirem uma música animada por apenas uns doze minutos, por cinco vezes no decorrer de duas semanas. Curiosamente, isso apenas funcionou com aqueles participantes que foram chamados para se esforçarem a melhorarem o humor. Não houve melhora no humor relatado pelos demais participantes.

Uma outra pesquisa realizada em 2014 demonstrou que a música pode ajudar a reduzir o humor negativo e melhorar a autoestima como mostrada abaixo:

> *"Especificamente, os resultados mais significativos sobre a intervenção musical no lado psicológico podem ser identificados nos aspectos mais relacionados ao humor, principalmente, na redução do componente de depressão e ansiedade e na melhora*

> *da expressão emocional, comunicação, habilidades interpessoais, autoestima e qualidade de vida.* 99

A Ph.D. Valerie N. Stratton e Annette H. Zalanowski, da Universidade do Estado da Pensilvânia, também analisaram o efeito da música no humor. Elas pediram a seus alunos para manterem diários musicais por duas semanas. Stratton então concluiu que:

> 66 *Não apenas esse grupo de alunos relatou mais emoções positivas após ouvirem música, como também suas emoções já positivas se intensificaram logo após.* 99

Surpreendentemente, o gênero musical e o contexto nos quais os alunos ouviram suas músicas não afetaram o resultado. O humor dos alunos melhorou ouvindo rock ou música clássica, ou se estavam em casa, dirigindo ou socializando.

Usando a música para condicionar a sua mente

Você pode ir além disso e usar o poder da música para condicionar a sua mente ao criar playlists próprias para as suas necessidades emocionais. A criação de playlist consome um tempo, mas o esforço vale a pena. O coach e atleta de alta resistência, Christopher Bergland, utiliza a música para ajudá-lo a se manter motivado e assim dar o seu melhor. Em seu artigo no *Psychology Today*, ele escreveu o seguinte:

> 66 *Como um atleta, eu desenvolvi uma mentalidade para um alto desempenho e usei um arsenal certo de músicas para fortificar esse alter ego e esse estado mental invencível. No decorrer do meu treinamento e das corridas, se tornou*

óbvio de que mesmo em péssimas condições climáticas, ou quando eu estava em sofrimento físico, eu conseguia utilizar a música (e minha imaginação) para criar um universo paralelo que pouco tinha a ver com a realidade. Eu utilizei a música para me manter otimista e ver o copo sempre meio cheio enquanto participava de corridas de ultrarresistência. Você pode usar a música como uma ferramenta quando se exercitar ou em sua vida cotidiana da mesma forma. „

Christopher também gosta de ouvir músicas específicas antes de uma entrevista importante ou quando vai falar em público. Particularmente, eu gosto de ouvir músicas que me deixam agradecido. E você? Como você usa a música para melhorar o seu humor?

Exercício – Tente com diversos tipos de música.

Tente com diversos tipos de música e veja como você pode utilizá-las para melhorar o seu humor. Por exemplo, você pode usar a música para lhe ajudar a meditar, a se exercitar, ou a fazer o seu exercício de casa. Conforme você tenta, considere o seguinte:

> **Cada corpo é diferente**: não escute uma música só porque ela é popular. Ouça-a porque ela o faz sentir o que você deseja sentir. Todos nós temos gostos musicais diferentes. A única coisa que importa é como você se sente ao ouvir música.

> **Continue tentando**: Ouça a tipos diferentes de músicas e veja como elas o fazem sentir. Elas o inspiram? Motivam? Deixam-no feliz? Relaxam? Comece a criar playlists para humores específicos que você deseja experimentar.

Praticando: Utilize o livro de exercícios para desenvolver novas estratégias para controlar melhor as suas emoções (*Seção II. O que afeta as suas emoções*).

Parte III
Como mudar as suas emoções

> *A mente procura sempre negar e escapar do Agora. Em outras palavras, quanto mais nos identificamos com as nossas mentes, mais sofremos. Ou ainda, quanto mais respeitamos e aceitamos o Agora, mais nos libertamos da dor, do sofrimento e da mente.*
> — Eckhart Tolle, *O Poder Do Agora*

Nesta seção, vamos discutir como você pode lidar com as emoções negativas e como condicionar a sua mente para experimentar emoções mais positivas.

Primeiro, nós vamos falar sobre como as emoções são formadas. Então, discutiremos as vantagens do pensamento positivo e como adotá-lo para condicionar a sua mente. Logo após, veremos o porquê o pensamento positivo não basta e o que mais podemos fazer para lidar com as emoções negativas. De modo mais específico, você aprenderá a:

› Como desapegar de suas emoções;
› Como mudar a sua história e criar uma mais encorajadora;
› Como condicionar a sua mente;
› Como usar o seu comportamento para mudar as suas emoções;
› Como mudar o seu ambiente para reduzir as emoções negativas.

E, finalmente, eu vou compartilhar uma lista de estratégias de curto a longo prazo que você poderá adotar para lidar melhor com as emoções negativas.

Vamos começar.

11. Como as emoções são formadas

> *Quando um pensamento surgir na tela em branco da sua mente, se você não o deixar ir, a sua perseguição o fará tomar a forma de um desejo ou de uma emoção, seja positiva ou negativa.*
> — Om Swami, *A Million Thoughts*

Poucas pessoas sabem como as emoções são formadas. Ao passo que nós as sentimos o dia todo, nós, raramente – se alguma vez – tiramos um tempinho para compreender por que sentimos certas emoções ou como elas surgiram.

Primeiro, vamos delimitar dois tipos de emoções negativas diferentes. O primeiro tipo são as emoções negativas que experimentamos de modo espontâneo. Essas são as emoções que o mantêm vivo, como o medo que nossos ancestrais sentiam quando se deparavam com um tigre dentes de sabre.

O segundo tipo de emoções negativas é aquele que a sua mente cria ao identificá-las com seus pensamentos. Essas emoções não são necessariamente acionadas por acontecimentos externos, embora algumas possam. Essas emoções tendem a durar mais do que as do primeiro tipo. E funcionam da seguinte maneira:

Um pensamento aleatório surge. Você identifica-se com tal pensamento. Essa identificação cria uma reação emocional. Conforme você mantém essa identificação com esse pensamento, as emoções relacionadas se fortalecem até se tornarem uma emoção central.

Vamos ver alguns exemplos:

> Você tem problemas financeiros e toda vez que sua mente surge com um pensamento relacionado a dinheiro, você se

identifica com eles. Por fim, a sua preocupação com o dinheiro só aumenta.

> Você teve uma discussão com um amigo e vocês pararam de se falar. Você não consegue parar de repetir a cena em sua cabeça. Por fim, passam-se meses e você ainda não ligou ou fez as pazes com seu amigo.

> Você cometeu um erro no trabalho e sente vergonha de si mesmo. Você continua revisitando o momento por diversas vezes. Por fim, os seus sentimentos de incapacidade só aumentam.

A sua tendência a se identificar com pensamentos negativos continuamente é o que dá permissão a eles se fortalecerem. Quanto mais você se foca em suas dificuldades financeiras, mais fácil surgirão pensamentos relacionados a elas. Quanto mais você revive a discussão com o seu amigo, mais fortes serão os sentimentos de ressentimento. Do mesmo modo, conforme você continua pensando no erro que cometeu no trabalho, você convida o sentimento de vergonha e a situação só piora. A questão é que quando você dá espaço para os seus pensamentos, eles se expandem e lhe roubam toda a sua atenção.

Esse processo simples de identificação permite que pensamentos aparentemente inofensivos tomem controle da sua mente. Essa identificação com seus pensamentos, e, principalmente, como você escolhe interpretá-los, cria o sofrimento em sua vida.

Por ora, vamos conferir em maiores detalhes como as emoções são formadas. Isso lhe ajudará a lidar melhor com as emoções negativas, enquanto favorece o crescimento de emoções positivas. A seguir uma fórmula explicando como as emoções se formam:

Interpretação + identificação + repetição = emoção forte

> **Interpretação:** ocorre quando você interpreta um acontecimento ou um pensamento de acordo com a sua história pessoal.

> **Identificação:** ocorre quando você se identifica com um pensamento específico assim que ele surge.
> **Repetição:** ocorre quando se tem os mesmos pensamentos continuamente.
> **Emoção forte:** ocorre quando você experimenta uma emoção diversas vezes até ela se tornar parte de sua identidade. Você então passa a ter essa emoção sempre que algum pensamento ou acontecimento a acionar.

Juntos, a interpretação, identificação e repetição dão espaço para as emoções crescerem. Do mesmo modo, sempre que você exclui um desses elementos da equação, essas emoções começam a perder o controle sobre você.

Resumindo, para que a emoção cresça e se fortaleça em intensidade e duração, é preciso interpretar um acontecimento ou um pensamento, então, se identificar com ele assim que surgir e, finalmente, repetir esses mesmos pensamentos continuamente, e identificar-se com eles.

Agora, vamos discutir mais a fundo cada componente dessa fórmula.

Interpretação

Interpretação + identificação + repetição = emoção forte

As emoções negativas sempre resultam da sua interpretação dos acontecimentos à sua volta. Por isso que duas pessoas podem reagir de maneira diferente ao mesmo acontecimento. Uma pode ficar completamente arrasada, enquanto a outra pode nem se sentir afetada.

Por exemplo, para um agricultor a chuva pode ser uma bênção, mas para alguém que planejava um piquenique pode ser vista como uma maldição. Isso devido ao significado que essas pessoas deram ao acontecimento. **Em outras palavras, para as emoções negativas surgirem é preciso relacionar a sua interpretação a um acontecimento específico.** O evento, propriamente dito, não consegue acionar emoções negativas sem o seu consentimento.

Então, por que seguimos experimentando emoções negativas? Eu acho que é porque a realidade falha em atender as nossas expectativas.

- Você quer que a realidade seja de um jeito, mas ela resulta sendo de outro.
- Você vai em um piquenique e quer que o tempo esteja bom, mas chove.
- Você quer uma promoção no trabalho, mas não consegue.
- Você quer fazer dinheiro com seu outro negócio, mas não está funcionando.

A sua interpretação sobre a realidade gera o sofrimento em sua vida. A realidade, na verdade, nunca é perturbadora. Isso vale repetir. Nós vamos discutir mais a fundo sobre como você pode mudar a sua interpretação na seção, "Mudando a sua história".

Identificação

Interpretação + **identificação** + repetição = emoção forte

Por ora, vamos nos atentar para a segunda parte da fórmula: a identificação.

Para uma emoção sobreviver a longo prazo, deve haver algum processo de identificação. As emoções não conseguem perdurar a menos que você lhes dê atenção. Quanto mais você foca em suas emoções, e se identifica com elas, mais fortes elas se tornam.

As pessoas sentem com frequência a necessidade de se identificarem com as emoções e acabam se tornando incapazes de se desvencilharem delas. Elas não conseguem assimilar uma das maiores verdades neste mundo: **você não é as suas emoções.** As emoções *vêm* e elas *vão*.

Portanto, quando você se pegar dizendo, "Eu sou triste", lembre-se de que você está errado. Ninguém já foi triste, porque as emoções não são o que você é. Elas podem assim lhe *parecer*, mas logo elas irão embora, como as nuvens se dispersando no céu. Pense em si mesmo como o sol, e o sol sempre está lá, você notando-o ou não – estando ou não coberto pelas nuvens.

Você não é as suas emoções. Você *não* é triste, você apenas está *experimentando sentimentos* que você pode chamar de "tristeza" em um certo momento. Esse é um ponto importante. Espero que possa notar a diferença.

Outro modo de ver as suas emoções é como roupas. Quais roupas emocionais você está vestindo hoje? São roupas que demonstram animação? Depressão? Tristeza? Tenha em mente, que amanhã, ou daqui a uma semana, você usará roupas diferentes.

O tempo que você usa uma roupa (suas emoções) depende do quanto você gosta dela (como o quanto você se apega a suas emoções). Uma emoção sozinha não tem força. O que dá força a ela é a identificação consciente ou inconsciente com ela. É por isso que quando não damos atenção a uma emoção ela logo se esvai. Tente adotar o seguinte exercício:

Sempre que sentir raiva, ocupe-se com qualquer atividade que exija a sua completa atenção. Você verá que logo a raiva se dissipará. Do mesmo modo, siga lidando com sentimentos como a raiva e logo perceberá quanto eles crescem até se tornarem um dos seus principais estados emocionais.

Repetição

Interpretação + identificação + **repetição** = emoção forte

Nós vimos que o modo como você interpreta um acontecimento ou um pensamento determina como você se sente. Nós também sabemos que, conforme você se identifica com os seus pensamentos e sentimentos, eles se tornam emoções. Agora, se você seguir repetindo esse processo, você condicionará a sua mente a experimentar essas emoções específicas (sejam positivas ou negativas).

Por exemplo, se você concentrar a sua atenção no que (você acredita) que seu amigo fez, os sentimentos de ressentimento aparecerão. Portanto, você pode manter um rancor por meses. As pessoas geralmente fazem isso. Elas perdem tempo se prendendo a emoções negativas que não lhe servem para nada apenas porque não conseguem liberá-las.

Do mesmo modo, se você se desvencilha de seus pensamentos de ressentimento e simplesmente os observa, com o tempo, eles perderão a força e logo o ressentimento relacionado se esvairá. Na verdade, se você deixar o pensamento de ressentimento ir embora assim que ele surgir, os seus sentimentos relacionados a ele se dissiparão praticamente no mesmo instante. Nós veremos agora como você pode liberar as suas emoções na seção "Desapegando-se de suas emoções".

> **Praticando**: Resista a emoções negativas do passado utilizando o livro de exercícios (*Seção III. Como mudar as suas emoções – 1. Como as emoções são formadas*).
>
> Lembre-se da última vez que você sentiu raiva, tristeza, frustração, medo ou depressão. Agora, escreva o que acontece em cada momento a seguir:
>
> ❭ Interpretação: Quais acontecimentos ocorreram e que pensamentos surgiram?
>
> ❭ Identificação: Como você reagiu a esses pensamentos?
>
> ❭ Repetição: Você se identificou com esses pensamentos de modo contínuo?

12. Mudando a sua interpretação

> *"A visão de um matadouro pode acionar uma emoção negativa em você, mesmo ela sendo positiva para o proprietário e natural para o operador de máquinas. Tudo depende de como você foi condicionado."*
> — OM SWAMI, A MILLION THOUGHTS

Sozinhos, um acontecimento ou um pensamento não têm poder de mudar o seu estado emocional. O que gera as emoções é o modo como você escolhe interpretar o acontecimento ou o pensamento. Por isso duas pessoas podem reagir de modo diferente a mesma situação. Uma verá o problema e culpará as circunstâncias externas, enquanto a outra verá uma oportunidade a ser aproveitada. Uma se prenderá, a outra se desenvolverá.

O modo como você interpreta o ocorrido está intimamente ligado a suposições gerais que você sempre teve sobre a vida. Deste modo, é essencial que analisemos essas suposições que nos levam a tais interpretações.

Explorando nossas suposições

Para entrar em um determinado estado emocional, você fez certas suposições em relação a como as coisas deveriam ser. Essas suposições constituem a sua percepção sobre a realidade. Por você estar convencido de que elas são reais, você não as questiona.

A seguir, alguns exemplos de suposições que você já pode ter feito:

- Deve-se evitar problemas;
- Isso é um problema;

- Eu devo ser saudável;
- Eu viverei até os setenta pelo menos;
- Eu tenho que me casar;
- Reclamar é normal;
- Não há nada de errado em ficar vivendo no passado;
- Eu preciso me preocupar com o futuro; e/ou
- Eu não posso ser feliz a menos ou até *insira aqui sua resposta*.

Agora, vamos analisar cada uma dessas suposições:

Deve-se evitar problemas: Muitas pessoas querem se livrar de seus problemas. Mas e se você não puder, e se você não precisar? Claro, algumas pessoas têm problemas "melhores" do que outras, mas todos têm problemas. E se a suposição de que não se deve ter problemas estiver errada? E se for necessário aprender a fazer limonada com os limões que a vida dá e tirar o melhor de seus problemas? E se os problemas forem apenas desafios a serem superados, e serem parte da vida.

Isso é um problema: E se essa coisa que você demarcou como um problema, na verdade não o é? E se ele não importar tanto quanto você acha? E se ele for uma oportunidade disfarçada? E como você pode transformá-lo em uma?

Eu devo ser saudável: Nós tendemos a dar nossa saúde como certa, mas não podemos garantir que não ficaremos doentes amanhã. E se a sua saúde é uma bênção e não necessariamente um padrão preestabelecido? Isso não o faria pensar sobre a saúde de um modo diferente?

Eu viverei até os setenta pelo menos: Você provavelmente supõe que terá uma vida longa, mas e se este não for o caso? Viver uma vida longa não é mais uma bênção do que algo que você deve assumir como certo? Infelizmente, algumas pessoas morrem cedo, mas esta é a natureza da vida. As pessoas dizem, "Ele morreu tão jovem", mas isso está certo? Não seria mais correto dizer que ele apenas morreu. Nem tão jovem, nem tão velho.

Eu tenho que me casar: Talvez sim, talvez não. É apenas a sua interpretação. Os "deveres" são geralmente coisas que a sociedade ou os nossos pais nos impõem a realizar, mas isso não significa que tem de ser feito conforme eles querem. Com frequência, essas são normas culturais ou comportamentos condicionados.

Reclamar é normal: Muitas reclamações são um jogo do ego e não são construtivas. Elas não lhe ajudam em nada, tampouco alteram alguma coisa. A única coisa que fazem é fortalecerem o seu ego e ofenderem as pessoas. Tente passar uma semana inteira sem reclamar e veja o que acontece.

Não há nada de errado em ficar vivendo no passado: Você, provavelmente, passa (muito) tempo vivendo no passado. Todo mundo é assim. Mas você sabe que o passado existe apenas na sua cabeça? E você sabe que não pode mudá-lo, não importa o que faça? Aprender com o seu passado pode lhe ser útil, mas viver nele não.

Eu preciso me preocupar com o futuro: Preocupar-se com o futuro é inevitável até certo ponto, mas não ajuda. Em vez disso, tente dar o seu melhor no presente para evitar problemas no futuro.

Eu não posso ser feliz a menos que *insira aqui sua resposta*: Você não precisa levar a vida perfeita para ser feliz. A felicidade é uma escolha que você precisa fazer todos os dias. Você deve praticá-la, já que, conforme vimos anteriormente, os fatores externos não afetam de forma significativa a sua felicidade.

Esses são apenas alguns exemplos de suposições que você pode ter. A minha intenção aqui é mostrar que as suas interpretações, e as emoções geradas por elas, são consequências diretas dessas suposições que temos sobre o mundo. Portanto, para experimentar emoções mais positivas, é importante que passe um tempo analisando as suas suposições.

Analisando as suas interpretações

Como já vimos, você interpreta os acontecimentos de acordo com as suas suposições. Agora, temos a seguir algumas perguntas que lhe ajudarão a compreender o que eu quero dizer com interpretações.

> Você acha que tudo acontece por um motivo e aceita isso, ou
> Você se faz de vítima?
> Você acredita que empecilhos temporários são apenas etapas que o levarão ao sucesso, ou
> Você desiste assim que se depara com seu primeiro grande empecilho?
> Você tenta mudar as coisas que não podem ser mudadas, ou
> Você as aceita?
> Você acredita que está aqui por algum motivo, ou
> Você vaga pela vida sem um propósito aparente?
> Você acredita que os problemas são ruins e devem ser evitados, ou
> Você acredita que eles são partes necessárias à vida?

Lembre-se de que o que diferencia as pessoas com vidas felizes das pessoas infelizes é, geralmente, como elas escolhem interpretar a vida delas.

Praticando: Escreva as interpretações sobre as suas emoções utilizando o livro de exercícios (*Seção III. Como mudar as suas emoções – 2. Mudando a sua história*).

Escreva:

❯ Uma a duas questões emocionais que você enfrenta no momento. (Pergunte-se: Se eu pudesse me livrar de algumas emoções, quais eu poderia perder para ter um impacto positivo maior em minha vida?)

❯ A sua interpretação sobre essas questões. (Pergunte-se: No que eu deveria acreditar para a minha história ser verdadeira?)

❯ Novas e poderosas interpretações que lhe ajudarão a lidar com essas questões. (Pergunte-se: No que eu preciso acreditar para evitar ter essas emoções negativas?)

13. Desapegando-se de suas emoções

> *"As emoções são apenas emoções. Elas não são você, elas não são fatos e você pode deixá-las ir embora."*
> — **Hale Dworkin, The Sedona Method**
> (*O método Sedona*, em tradução livre)

Como vimos, a interpretação, a identificação e a repetição podem levar à criação de emoções fortes. Nesta seção, vamos aprender o que você pode fazer para se livrar de certas emoções que não estão lhe ajudando a ter a vida que deseja.

Emoções são energia em movimento, mas o que acontece quando você impede esse fluxo de energia? Ela se acumula. Quando você reprime as suas emoções, você interrompe o fluxo natural de energia.

Infelizmente, ninguém nunca o ensinou a lidar com as suas emoções, ou mesmo até que ambas, positivas *e* negativas, são um fenômeno natural. Em vez disso, sempre lhe disseram que as suas emoções negativas deveriam ser reprimidas porque elas seriam ruins.

Como consequência, você tem reprimido as suas emoções há anos.

E ao fazê-lo, você permite que elas finquem raízes em seu subconsciente até se tornarem parte de sua identidade. Elas, com frequência, se tornam um padrão que você nem percebe. Por exemplo, talvez, você se sinta como se não fosse bom o bastante. Ou talvez você se sinta culpado com muita frequência. Essas são consequências do desenvolvimento das crenças centrais devido à repressão de suas emoções por um tempo.

Muitos de nós possuímos muitas bagagens emocionais e precisamos aprender a nos desapegarmos delas. Nós precisamos arrumar o nosso subconsciente e nos livrar de emoções negativas que nos impedem de aproveitar a vida ao máximo.

A verdade é que o subconsciente já está programado para lhe ajudar a lidar com a vida. O subconsciente lhe garante que você não se esqueça de respirar, ele mantém o seu coração batendo e regula a temperatura do seu corpo dentre milhões de outras funções. Ele não precisa de crenças complementares para funcionar direito. Tampouco ele precisa "armazenar" emoções.

Se você é como a maioria das pessoas, você passa a maior parte do tempo vivendo em sua própria cabeça. Como consequência, você perde completamente o contato com suas próprias emoções. Para começar a desapegar de suas emoções, é preciso primeiro tomar consciência delas ao entrar em contato com o seu corpo e o modo como você se sente.

A seguir algumas etapas simples que você pode tomar para começar a desapegar de suas emoções.

Observe as suas emoções com imparcialidade

Sempre que você experimentar uma emoção negativa, simplesmente observe-a o mais imparcialmente possível. Para isso é preciso entrar em contato com o seu corpo. Perceba que cada pensamento ou imagem passando pela sua cabeça não é a emoção, é apenas uma interpretação dela. Tente reconhecer esse sentimento. Tente localizar essa emoção. Pense em uma forma de descrever essa emoção para alguém. E lembre-se, não:

> Envolva-se em uma história que gira em torno dessa emoção;

> Acredite em quaisquer imagens ou pensamentos que surgem quando você experimenta essa emoção.

Faça distinção de suas emoções

Lembre-se, as emoções são meramente experiências temporárias, ou caso preferir, roupas que você usa por um tempo. Elas não são "você".

Ao experimentar uma emoção, você diz coisas como, "Eu estou irritado", "Eu estou triste" ou "Estou deprimido". Perceba como você imediatamente se identifica com as suas emoções. Contudo, isso na verdade é errado.

As emoções que você experimenta não tem nada a ver com quem você é realmente. Se você fosse a sua depressão, você estaria cada segundo de sua existência deprimido. Felizmente, esse não é o caso.

Vamos supor que você se sente triste. Em vez de dizer "Eu estou triste", uma forma mais precisa de descrever essa emoção seria: "Eu me sinto triste", ou "Eu experimento um sentimento de tristeza".

Você consegue notar a diferença de dizer "Eu estou triste"? Isso lhe dá um distanciamento maior de suas emoções. Quanto mais você se torna ciente de suas emoções, mais você consegue distingui-las e se distanciar delas, logo se tornando mais fácil se desapegar delas.

Desapegando-se de suas emoções

Com demasiada frequência você se identifica demais com as suas emoções e se apega a elas pelos seguintes motivos:

> Elas são partes da história que você conta para si mesmo. Às vezes, você não consegue parar de se apegar a uma história, mesmo uma desencorajadora. Sim, você pode se viciar em histórias destrutivas apesar de saber que elas não lhe ajudarão em nada.

> Você acredita que as emoções são você mesmo e sente uma forte necessidade de se identificar com elas. Você pode cair na armadilha de acreditar que você é as suas emoções. Como resultado, você se identifica muito com elas, o que gera sofrimento.

Exemplo da vida real:

Eu, frequentemente, sentia que não era bom o bastante. Por fim, acreditei que devia me empenhar mais. Essa crença me levou a criar listas e metas diárias que eram impossíveis de realizar até mesmo quando trabalhava da manhã até de noite. Eu acabava ficando atrasado em minhas metas, o que reforçava a crença de que eu não era bom o bastante.

Ao perceber que isso era apenas uma história, eu passei a me livrar dessa crença. Após fazê-lo, eu notei que, na verdade, estava praticamente realizando a mesma quantidade de trabalho que antes, mas sem sentir a necessidade de dificultar ou me estressar. Eu ainda estou trabalhando nessa questão, no entanto, já ganhei um conhecimento valioso nesse processo.

A parte mais desafiadora foi me livrar do apego à minha história ao me livrar do seguinte:

> A crença de que eu não sou bom o bastante e que preciso me empenhar mais;

> O orgulho que sinto de trabalhar mais do que a maioria das pessoas;

> A mentalidade de vítima que vinha de trabalhar duro e não ter os resultados que eu queria;

> A ideia de que de alguma forma eu sou "especial";

> A ideia de que o mundo precisa de mudança; e

> A necessidade de controlar os resultados de minhas ações.

Como você pode ver, desapegar-se das emoções centrais não é assim tão fácil. Elas se tornam parte de nossa identidade e, frequentemente, nós obtemos um certo prazer deturpado delas. Nós até nos perguntamos o que será de nós sem elas.

Um processo de cinco etapas para se livrar das emoções

Em seu livro, *The Sedona Method* (*O método Sedona*, em tradução livre), Hale Dwoskin explica que há três maneiras diferentes de liberar as suas emoções conforme elas surgem. Você pode:

1. Deixá-las ir. Quando você experimenta emoções negativas, você pode de modo consciente escolher liberá-las do que as reprimir ou se apegar a elas.

2. Permitir a existência delas. Você pode permiti-las ao reconhecer a existência delas sem se apegar, ou você pode.

3. Acolhê-las. Você pode aceitá-las e analisá-las para encontrar o núcleo central dessas emoções.

Segundo Hale Dwoskin, o primeiro passo em cada caso é se conscientizar da existência da sua emoção assim que ela surgir. Ele então apresenta um processo de cinco etapas para se desapegar delas:

1ª etapa: Concentre-se em uma determinada emoção que você deseja trabalhar para que possa sentir-se melhor. Ela não precisa ser uma emoção "grande". Pode ser algo bem simples como não se sentir a fim de realizar uma tarefa específica, ou se sentir levemente irritado por alguma coisa.

2ª etapa: Pergunte-se o seguinte:

1. Eu consigo deixar esse sentimento ir?
2. Eu consigo permitir esse sentimento ficar aqui?
3. Eu consigo acolher esse sentimento?

De acordo com o que você pretende fazer (desapegar, permitir ou acolher), responda à pergunta correspondente.

3ª etapa: Então, pergunte-se: "Eu iria"?

1. Eu iria deixar esse sentimento ir?
2. Eu iria permitir esse sentimento ficar aqui?
3. Eu iria acolher esse sentimento?

Responda sim ou não a cada pergunta da forma mais honesta consigo mesmo. Você se sente capaz de deixar uma emoção ir/ficar/ser acolhida? Até mesmo um "não" lhe ajudará a se desapegar dela.

4ª etapa: Pergunte-se: "Quando?"

Caso sua resposta seja: "Agora", você se livrará dessa emoção imediatamente.

5ª etapa: Repita esse processo quantas vezes você achar necessário até aquele sentimento específico desaparecer.

Você pode se sentir tentado em dispensar essa técnica como algo simplista e ineficaz. Não faça isso! Tente por si mesmo. Lembre-se de que você *não* é as suas emoções. E por isso, que ao praticar o desapego delas você perceberá essa verdade universal. Conforme você toma uma escolha consciente de se livrar de suas emoções, acolhê-las por completo ou permitir a existência delas, você enfim compreenderá como as emoções funcionam e como poderá liberá-las.

Praticando: Faça os exercícios na seção correspondente do livro de exercícios para começar a se desapegar de suas emoções (*Seção III. Como as emoções são formadas. – 3. Desapegando-se das suas emoções*).

Faça uma lista com as emoções que você gostaria de desapegar. Talvez você se sinta como se não fosse bom o bastante. Talvez você enfrente a procrastinação e sente-se culpado ou envergonhado. Talvez você se culpa por algo que fez no passado, ou você se preocupa com o futuro. Apenas escreva o que vier na sua cabeça. Agora, implemente o método mencionado acima.

Escolha uma emoção e então pergunte-se:

> "Eu consigo deixar esse sentimento ir?"
> "Eu iria?" (Sim/não)
> "Quando?" (Agora)

Não se preocupe caso não consiga de primeira. Você terá muitas oportunidades para praticar no futuro.

14. Condicionando a sua mente para experimentar emoções mais positivas

> *Tente compreender que o pensamento sobre uma pessoa ou um fato é meramente um pensamento a respeito dessa pessoa ou fato. A fim de mudarmos a maneira como sentimos, precisamos mudar a maneira como pensamos.*
> — Vernon Howard, *O Poder Superior Da Mente*

Nós já abordamos como as emoções são formadas e já apresentamos o processo que você pode utilizar para desapegar-se de suas emoções negativas. Agora, vamos ver como você pode condicionar a sua mente a começar a experimentar e intensificar as emoções positivas em sua vida.

Você é o que você pensa na maior parte do tempo

Por milhares de anos, os místicos nos disseram que nós somos frutos de nossos próprios pensamentos. Um dos dizeres concedidos a Buda é: *"O que você pensa, você cria."* O ensaísta e poeta, Ralph Waldo Emerson, disse: *"Você se torna aquilo em que passou o dia todo pensando"* e Mahatma Gandhi afirmou: *"Um homem é o produto de seus pensamentos."*

Em seu livro clássico, *O homem é aquilo que ele pensa*, James Allen escreveu:

> *Modifique alguém radicalmente seus pensamentos, e se assombrará ante a rápida transformação que isso efetuará nas condições materiais de sua vida. Imaginamos que o*

pensamento pode ser mantido em segredo, mas não pode; ele se cristaliza rapidamente em hábitos e os hábitos se concretizam em circunstâncias. **"**
— **James Allen**

Para aprender a controlar as suas emoções, é preciso compreender o papel que os seus pensamentos desempenham ao criá-las. Os seus pensamentos ativam certas emoções e essas, em contrapartida, geram mais pensamentos. Os pensamentos e as emoções se complementam.

Por exemplo, se acreditar no pensamento "Eu não sou bom o bastante", isso gerará emoções negativas como vergonha e culpa. Do mesmo modo, quando se sentir envergonhado por "não ser bom o bastante", você atrairá mais pensamentos alinhados com essa crença. Você se concentrará nas coisas em (que acredita) que você não é bom, ou ficará remoendo situações passadas. Isso só fortalecerá a sua crença falsa.

Os pensamentos geram emoções, e as emoções ditam as suas ações. Se você se sentir que não merece uma promoção, você não pedirá por uma. Se você acreditar que uma pessoa é "muita areia para seu caminhão", você não a chamará para sair.

Em outras palavras, é assim que os pensamentos funcionam. Eles geram as emoções que ditam as suas ações e moldam a sua realidade. Ao passo que pode não ser óbvio a longo prazo, você perceberá que seus pensamentos afetam muito a sua vida.

Os pensamentos e as emoções determinam o seu futuro

Os humanos possuem um poder que outros seres vivos não têm: a imaginação. Nós podemos usar os nossos pensamentos para manifestar as coisas e tornar o invisível em visível.

Contudo, somente o pensamento não é capaz de manifestar algo ou mudar as circunstâncias. É preciso que esteja imbuído de energia proveniente das emoções, como entusiasmo, animação, paixão ou felicidade. Por isso, alguém entusiasmado com o próprio sonho conquistará mais do que uma pessoa pessimista ou desmotivada.

As pessoas bem-sucedidas constantemente focam no que elas querem, com uma expectativa positiva, enquanto as pessoas não tão bem-sucedidas se concentram no que lhe faltam. Estes vivem temendo a falta de dinheiro, de tempo, talento ou qualquer outro recurso que pode ser necessário para a realização de seus objetivos. Como consequência, os pessimistas conquistam bem menos do que são capazes de conquistar.

Portanto, uma das habilidades mais importantes que você precisa dominar é a capacidade de controlar os seus pensamentos e emoções. Compreendendo-se assim o que são as emoções, como elas agem e qual o propósito delas. Posteriormente, abordaremos como você poderá usar as emoções como uma ferramenta para o seu crescimento pessoal.

Inserindo pensamentos positivos em sua mente

As pessoas confiantes inserem pensamentos positivos em suas próprias mentes diariamente. Elas celebram as pequenas vitórias e se tratam com compaixão e respeito. Naturalmente, elas esperam que coisas boas lhe aconteçam. Por outro lado, as pessoas com autoestima baixa bombardeiam suas mentes com pensamentos desencorajadores. Elas rejeitam suas próprias conquistas como "nada demais" e falham em reconhecer seus pontos fortes e a intenção positiva por trás de suas ações. Não admira que não se sintam merecedoras. (Para mais informações, leia a seção: "Não sendo bom o bastante").

Ambos utilizam seus pensamentos para distorcer a realidade, mas quem você acha que se sai melhor? A pessoa que insere pensamentos positivos na própria mente, ou a pessoa que lida com pensamentos negativos?

Será que isso significa que pensar positivo resolverá todos os seus problemas e eliminará todas as suas emoções negativas de uma vez por todas? Claro que não. A manipulação de pensamentos é apenas uma ferramenta dentre várias que você pode usar para controlar as suas emoções.

O limite do pensamento positivo

Repetir para si mesmo, "Eu sou feliz, eu sou feliz, eu sou feliz" o dia todo não o transformará em um Buda. Você pode se beneficiar disso, mas você ainda terá emoções negativas. A menos que você saiba como lidar com as emoções negativas quando elas surgirem, você se tornará presa de sua própria história. Essa história pode ser o motivo por você não ganhar sempre ou por *insira aqui a sua história preferida de desencorajamento*.

Surpreendentemente, as pessoas geralmente se apegam à própria história, até as negativas, e se tornam incapazes de se livrarem do "motivo", porque elas:

> São fundamentalmente imperfeitas;
> Nunca serão felizes porque *insira aqui a sua história preferida*;
> Não merecem ser amadas;
> Nunca conseguirão; e
> Nunca se casarão, e assim por diante.

Eu posso garantir que você está apegado a alguma história. Por ora, vamos discutir como você pode condicionar a sua mente a experimentar emoções mais positivas. Logo depois, veremos como você poderá lidar com as emoções negativas conforme elas surgirem.

Escolha as emoções que quer experimentar

A fim de condicionar a sua mente, o primeiro passo é decidir qual emoção você quer experimentar mais. Você quer ser mais feliz? Mais motivado? Mais proativo? O segundo passo é iniciar um programa específico que lhe permitirá experimentar a emoção escolhida. O passo final é praticar o sentimento dessa emoção todos os dias.

Sentir a mesma emoção repetidamente lhe permite um acesso melhor a ela. A neurociência já comprovou que experimentar o mesmo pensamento ou emoção continuamente fortalece os caminhos neurais correspondentes, facilitando o acesso futuro a esse pensamento ou emoção. Em outras palavras, quanto mais você experimenta uma emoção, mais fácil podemos criá-la. Aí que entra o condicionamento diário na jogada.

Para condicionar a sua mente para experimentar emoções positivas, você pode adotar o método que apresentamos anteriormente:

Interpretação + identificação + repetição = emoção forte

A seguir como podemos adotar a fórmula nessa situação:

> **Interpretação:** Visualize certos acontecimentos ou gere pensamentos que você considera como positivos.

> **Identificação:** Identifique-se com esses acontecimentos ou pensamentos ao sentir o que você quer sentir. Para fazê-lo, você pode usar todas as técnicas que já mencionamos na seção "O que afetam as emoções", como afirmações positivas e visualização.

> **Repetição:** Continue repetindo os mesmos pensamentos e se identificando com eles. Ao fazê-lo, você permite sua mente a acessar mais facilmente as emoções relacionadas.

A seguir alguns exemplos de práticas que você pode adotar de acordo com o que você deseja sentir:

Gratidão

Para sentir mais gratidão, faça da gratidão uma rotina diária. Todas as manhãs, concentre-se no que você se sente grato. Quanto mais você pratica, mais você será capaz de ver o lado bom das coisas. Infelizmente, muitos de nós sabemos que deveríamos ser gratos, mas não somos. É por isso que precisamos cultivar a gratidão. Como o já falecido Jim Rohn costumava dizer: "Precisamos educar as nossas emoções do mesmo modo que nosso intelecto."

A seguir alguns exercícios para poder cultivar o sentimento de gratidão:

A. **Escrevas as coisas pelas quais você é grato:** Pegue uma caneta e uma folha de papel, ou até mesmo um caderno apenas para isso e escreva ao menos três coisas pelas quais você é grato. Isso lhe ajudará a focar no lado bom das coisas.

B. Agradeça às pessoas que passaram pela sua vida: Feche os olhos e pense nas pessoas que você conheceu. Conforme você as imagina, uma após a outra, vá agradecendo-as enquanto reconhece ao menos uma coisa boa que já fizeram por você. Caso venha a imaginar pessoas que você não gosta, agradeça-as de qualquer maneira e ainda assim busque por alguma coisa boa que já lhe fizeram. Pode ser ao deixá-lo uma pessoa mais resiliente ou ao ensiná-lo uma lição específica. Não tente controlar os seus pensamentos, deixe simplesmente as imagens das pessoas que você conhece vir à sua cabeça. Libere qualquer ressentimento que sinta ou tenha sentido.

C. Concentre-se em um objeto e aprecie a sua existência:

> Escolha um item em seu quarto e pense no tanto de trabalho e no número de pessoas envolvidas no processo desde a sua criação à sua entrega. Por exemplo, caso tenha escolhido uma cadeira, pense em todo o trabalho necessário para criá-la. Algumas pessoas tiveram que projetá-la, outras tiveram que encontrar matéria-prima e outros tiveram que montá-la. Os caminhoneiros que a entregaram até a loja. Os funcionários da loja que a colocaram em exibição. Você ou outra pessoa que teve que ir buscá-la. O carro que você dirigiu até lá também teve que ser construído por outras pessoas, e assim por diante.

> Pense nos benefícios que você tira dessa cadeira: Lembre-se de um momento que você estava tão cansado que não conseguia esperar para se sentar. Não foi maravilhoso quando você finalmente se sentou? Graças à cadeira você não somente pôde se sentar, como também usar o seu computador, escrever, ler, beber seu café, ou ter uma agradável conversa com seus amigos.

D. Ouvir uma música/meditação guiada sobre gratidão: Ouça uma meditação sobre gratidão. (Pesquise "meditação da gratidão" no YouTube).

Entusiasmo

Às vezes, você perde a empolgação. Você se sente como se estivesse correndo em círculos na mesma rotina de sempre. Para trazer mais entusiasmo, passe um tempo todas as manhãs visualizando tudo que você quer. Anime-se com essas coisas. A seguir, algumas formas de praticar isso (note que essa prática deve ser frequente):

A. **Escreva o que você quer:** Pegue uma caneta e uma folha de papel e escreva "O que eu quero" no topo da página. Então, escreva todas as coisas que você conseguir pensar que o empolgam.

B. **Visualize o que você quer:** Pergunte-se "O que eu realmente quero?" e visualize todas as coisas que deseja. Tente ser o mais específico possível. Precisão é poder. Pense na sua carreira ideal, no seu relacionamento ou estilo de vida, ou quaisquer objetivos que você deseja realizar na próxima década ou posteriormente.

C. **Crie um diário de objetivos/sonhos:** Compre um caderno e escreva os seus objetivos para cada área de sua vida. Reveja-os todas as manhãs e siga incluindo imagens, desenhos ou qualquer coisa que alimente o seu entusiasmo.

D. **Imagine vividamente o seu dia ideal:**
- O que você comeria no café da manhã?
- Como passaria o seu dia?
- Com quem você passaria o dia?
- O você faria à noite?
- Onde você viveria?
- Como você se sentiria?

Você pode ter diversas versões do seu dia ideal. Apenas assegure-se de que cada versão o empolgue de determinada forma.

Confiança/certeza

Caso você deseje ter mais confiança em sua capacidade de conquistar os seus objetivos, imagine a si mesmo como já os realizando e sinta-se bem com isso. Pratique desenvolvendo um senso de certeza. Comprometa-se com a visão em sua mente. Toda vez que visualizar o seu objetivo, deposite energia do seu comprometimento com ele. Saiba que ele vai se realizar.

Autoestima

Para aumentar a sua autoestima, mantenha diariamente um registro de suas realizações. Você faz tantas coisas certas, mas tende a lembrar-se apenas das que saíram errado. Não admira que sua autoestima sofra com isso. Compre um caderno e dedique-o para esse propósito. Registre diariamente as suas realizações. Realizações como:

> Eu acordei na hora;

> Eu comi uma fruta;

> Eu limpei a minha mesa;

> Eu concluí o Projeto A;

> Eu me exercitei;

> Eu concluí o meu ritual matutino;

> Eu li.

Como você pode ver, não é preciso escrever nada importante. Na verdade, ao escrever as pequenas realizações, você condiciona a sua mente a buscar por mais vitórias, que, com o tempo, aumentam a sua autoestima.

Para mais exercícios relacionados à autoestima, confira a seção "Não sendo bom o bastante".

Assertividade

Conforme você pratica a sua assertividade, você aumenta a sua produtividade, que afetará o seu bem-estar. Como veremos na seção, "Procrastinação", adiar as coisas pode gerar muito sofrimento emocional.

Para se tornar uma pessoa mais assertiva, você pode adotar a **Regra dos 5 Segundos**, apresentada por Mel Robbins no livro *O Poder dos 5 Segundos*. Nele, a autora discute que há apenas uma regra quando nos referimos à produtividade, sucesso ou a tudo que você sempre quis: você tem que fazer alguma coisa, goste disso ou não. Se você conseguir fazer as coisas de que não gosta, você terá tudo que sempre quis.

A **Regra dos 5 Segundos** dela diz que você tem cinco segundos a partir do momento que teve uma ideia até o momento que começa a agir. Se você não agir dentro desses cinco segundos, a sua mente vai lhe desestimular. A natureza da mente é nos proteger de fazermos algo assustador ou cansativo. Por exemplo, você tem cinco segundos para:

> Apresentar-se a alguém com quem você quer falar durante um evento;

> Enviar aquele e-mail importante;

> Fazer uma pergunta durante uma reunião.

Exercício – Fortaleça a sua assertividade

Para praticar a **Regra dos 5 Segundos**, você pode começar por coisas pequenas.

> Faça uma lista de coisas que você adia. Talvez você deixa a louça para depois, ou não arruma a casa. Talvez você adia uma ligação ou o envio de alguns e-mails. Escreva tudo.

> Agora, escolha alguns itens nos quais você aplicará a **Regra dos 5 Segundos**. Comprometa-se em adotar essa regra por pelo menos uma semana. Quando for lavar a louça, ligar para alguém, ou *insira aqui a sua tarefa escolhida*, faça uma

contagem regressiva de cinco a zero e comece a agir antes de chegar no zero.

Evitando erros comuns ao condicionar a sua mente:

Ao passo que você condiciona a sua mente para experimentar emoções mais positivas, evite cometer os seguintes erros:

> **Tentar implementar muitas mudanças de uma só vez**: Fique com um a dois exercícios por um mês ou mais, antes de tentar outros exercícios.

> **Começar grande demais**: Comece por baixo e assegure-se de que os exercícios não são tão desafiadores. Lembre-se, aprender a controlar as emoções é uma jogada a longo prazo. É uma maratona, não uma corrida.

Para saber mais sobre como criar um ritual matutino repleto de empolgação, consulte o meu livro *Wake Up Call: How to Take Control of Your Morning and Transform Your Life (Chamada para o despertar: como controlar a sua manhã e transformar a sua vida*, em tradução livre*)*.

> **Praticando**: Confira a seção correspondente no livro de exercícios e escolha as emoções que você quer experimentar mais (*Seção III. Como mudar as suas emoções – 4. Condicionando a sua mente*).

15. Mudando as emoções por meio de seu comportamento

> *A ação parece seguir o sentir, mas na realidade, a ação e o sentir andam de mãos dadas, e ao regular a ação, que está sob o controle mais direto da vontade, nós podemos indiretamente regular o sentir.*
> — William James, Filósofo e Psicólogo

Nós vimos que você pode influenciar as suas emoções por meio do seu corpo, sua mente e suas palavras. Nós também abordamos como é possível mudar as interpretações sobre pensamentos ou acontecimentos para que mudem o seu estado emocional. Infelizmente, quando emoções negativas surgem de modo repentino, ou são muito fortes, mudar a sua postura corporal ou fazer afirmações positivas podem não ser o bastante. Na verdade, tentar substituir uma emoção negativa por uma mais positiva costuma não funcionar. Você nem sempre será capaz de superar a depressão ao se alegrar ou poderá combater o luto simplesmente ao escolher se sentir "bem". Tampouco você pode esperar que uma tristeza profunda desapareça ao repetir a afirmação/mantra: "Eu sou feliz, eu sou feliz, eu sou feliz".

Contudo, você pode influenciar o modo como você se sente por meio de seu comportamento. Conforme você muda o seu comportamento, os seus sentimentos mudarão da mesma forma. Isso pode acontecer praticamente ao mesmo tempo, conforme você se distrai ao realizar alguma tarefa. Ou pode levar algumas semanas ou até meses enquanto lida com emoções profundas como o luto ou a depressão.

Para começar a mudar o seu modo de sentir, sempre que você experimentar uma emoção negativa, pergunte-se o seguinte:

> "O que provoca essa emoção?"
> "O que posso fazer para mudar a minha realidade atual?"

Após se questionar, identifique as ações concretas que você pode tomar para aprender a controlar o seu estado emocional.

Lembre-se de que as emoções desaparecerão com o tempo. A menos, é claro, que as reforce revivendo a mesma situação continuamente em sua cabeça. A seguir, alguns exemplos da vida real para lhe ajudar a compreender melhor esse processo:

Exemplo 1

Caso, depois de terminar com seu namorado(a), você segue relembrando os bons momentos que tiveram juntos com tristeza, será mais difícil superar o término. Embora, não tenha nada errado em sentir-se triste ou relembrar o passado, é melhor evitar, caso queira seguir em frente. Neste caso, mudar o seu comportamento seria melhor do que viver de velhas memórias.

Exemplo 2

Se você está constantemente preocupado com uma apresentação no trabalho, uma mudança em seu comportamento poderia ocorrer ao ensaiar o seu discurso. Ao fazê-lo, você saberá tão bem o texto que será capaz de apresentá-lo até mesmo sob pressão. A fim de se preparar melhor e ter melhores oportunidades, você também poderia treinar na frente de seus colegas ou amigos.

Exemplo 3

Caso você esteja se ressentindo com um amigo em especial há semanas por algo que ele disse ou fez, mudar o seu comportamento para ter uma conversa sincera com ele e partilhar seus sentimentos pode ajudar. Isso lhe permitirá esclarecer as coisas, consertar qualquer mal-entendido e evitar um ressentimento maior. Com frequência, nós interpretamos mal um acontecimento, ou vemos algo que não estava ali.

Exemplo 4

Às vezes, você se sente triste, irritado ou até deprimido, e não há nada que possa fazer. Neste caso, o melhor que você pode fazer é evitar a atenção nesses sentimentos e deixá-los apenas existirem. Seu trabalho aqui é fazer o que precisa ser feito e viver sua vida até essas emoções se dissiparem. Não se esqueça de praticar para se livrar das emoções negativas conforme elas forem surgindo. Ao passo que você aprende a desapegar das emoções negativas, isso impedirá que elas continuem crescendo e se tornando mais enraizadas.

> **Praticando:** Com o livro de exercícios em mãos, vamos fazer o seguinte exercício utilizando um exemplo de sua vida (*Seção III. Como mudar as suas emoções – 5. Mudando as emoções por meio de seu comportamento*).
>
> ❭ Lembre-se da última vez que você experimentou uma emoção negativa que durou mais que alguns dias.
>
> ❭ Agora, pense no que você fez exatamente para superar essa emoção negativa (qualquer coisa).
>
> ❭ Então, pergunte-se: "Como eu mudei o meu comportamento para influenciar as minhas emoções de modo positivo?"

16. Mudando as suas emoções por meio de seu ambiente

Você nem sempre consegue controlar as suas emoções. Certos acontecimentos, como um término, a perda de um ente querido, ou uma doença grave, podem despertar emoções negativas.

Contudo, você tem certo controle sobre alguns acontecimentos. Você tem algumas situações cotidianas que afetam a sua paz de espírito? E se você pudesse fazer algo sobre elas?

De vez em quando, para reduzir as emoções negativas, você simplesmente precisa evitar se colocar em situações que irão provocá-las. Por exemplo, se você assiste muito à TV e isso o deixa infeliz. Ou talvez, ver seus amigos (parecendo) felizes no Facebook o faz sentir um fracassado. Por que não passar menos tempo nessas situações?

Exemplo da vida real:

O Facebook estava me deixando infeliz e eu me sentia como um fracassado. As pessoas na minha área estavam arrasando e os meus amigos pareciam tão felizes (ou era o que eu achava). Sem mencionar que eu passava horas só rolando a tela pelo feed de notícias. A fim de superar esse escape do meu "banco" emocional, eu reduzi radicalmente o tempo que passava no Facebook. Eu tenho me sentido melhor, desde que tomei essa decisão.

Esse exemplo mostra que fazer pequenas mudanças pode melhorar o seu bem-estar. Se você analisar o que faz todos os dias, você encontrará atividades ou comportamentos que não agregam à sua felicidade. Apenas excluindo uma ou outra dessas atividades, ou mudando alguns de seus comportamentos, pode melhorar significativamente o seu humor.

Você até já pode saber o que fazer, mas também é possível que ainda não esteja ciente do quanto alguns de seus comportamentos afetam o seu bem-estar.

A seguir, eu listei algumas das atividades ou comportamentos que podem lhe tirar a felicidade. Pergunte-se se eles contribuem para o seu senso geral de bem-estar.

> **Assistir à TV:** Embora assistir à TV possa ser divertido, também é uma atividade passiva que pode não contribuir tanto com a sua felicidade.
>
> **Passar tempo em redes sociais:** As redes sociais são convenientes e lhe permitem manter contato com os seus amigos, porém, elas podem ser viciantes. O Facebook ou o Twitter podem transformá-lo em uma pessoa viciada atrás da aprovação dos demais.
>
> **Socializar com pessoas negativas:** As pessoas com quem você socializa têm uma grande influência em seu estado emocional. As pessoas positivas tendem a levantar o astral e ajudar a realizar até os seus sonhos mais loucos. As pessoas negativas, por outro lado, sugarão a sua energia, o desmotivarão e destruirão o seu potencial. Como Jim Rohn afirmou: "Você é a média das cincos pessoas com quem você mais passa o seu tempo." Assegure-se de se cercar com as pessoas adequadas.
>
> **Reclamar e focar no lado negativo:** Você vê, com frequência, o lado negativo das coisas? Você fica revivendo o passado? Se sim, como isso afeta o seu nível de felicidade?
>
> **Não concluir o que começou:** Deixar tarefas e projetos inacabados em sua vida pessoal e profissional podem afetar negativamente o seu humor. Negócios inacabados se acumulam na sua cabeça. Sentir-se desmotivado ou sobrecarregado, podem indicar que você tem muitos "ciclos abertos" em sua vida. Um exemplo de "ciclo aberto" são os projetos inacabados que você foi adiando, ou são as pessoas com quem têm evitado falar.

Esses são apenas alguns exemplos. E com você? Quais atividades ou comportamentos estão lhe tirando a felicidade?

Praticando: Projete um ambiente mais encorajador ao concluir os exercícios correspondentes no livro de exercícios (*Seção III. Como mudar as suas emoções – Por meio de seu ambiente*).

Com o livro de exercícios ou utilizando uma caneta e um papel, escreva todas as atividades que você acha que estão afetando negativamente as suas emoções. Então, para cada atividade, escreva uma consequência (ex.: elas o fazem sentir culpa, elas o desmotivam, elas diminuem a sua autoestima, etc.).

17. Soluções a longo e curto prazo para lidar com as emoções negativas

> *"Nenhuma outra forma de vida no planeta conhece a negatividade, somente os seres humanos, assim como nenhuma outra forma de vida violenta e envenena a Terra que a sustenta. Você já viu uma flor infeliz ou um carvalho estressado? Já cruzou com um golfinho deprimido, um sapo com problemas de autoestima, um gato que não consegue relaxar, ou um pássaro com ódio e ressentimento? Os únicos animais que eventualmente vivenciam alguma coisa semelhante à negatividade, ou mostram sinais de comportamento neurótico, são os que vivem em contato íntimo com os seres humanos e assim se ligam à mente humana e à insanidade deles."*
> — **Eckhart Tolle, *O Poder Do Agora***

Nesta seção, apresentarei uma lista de exercícios ou técnicas que você poderá utilizar para lidar melhor com as emoções negativas. Não importa quanto controle você tem sobre a sua mente, você ainda experimentará diversas emoções negativas em sua vida, da mais leve frustração até uma depressão. Portanto, é melhor estar prevenido.

Eu apontei abaixo algumas coisas que podem lhe ajudar a lidar com as emoções negativas e incluí algumas soluções tanto a longo quanto a curto prazo.

Soluções a curto prazo

As técnicas a seguir lhe ajudarão a lidar com as emoções negativas conforme elas forem surgindo. Experimente-as e siga com aquelas que funcionaram para você.

A. Mudar o seu estado emocional

- **Distraia-se:** Uma emoção só é forte quando você a permite ser. Sempre que experimentar um sentimento negativo, em vez de se focar nele, ocupe-se com alguma outra coisa. Se está irritado com algo, vá realizar uma atividade de sua lista de afazeres. Se possível, faça algo que exija a sua completa atenção.

- **Interrompa-se:** Faça algo bobo ou incomum para quebrar o padrão. Grite, faça uma dança louca, ou fale com uma voz diferente.

- **Mexa-se:** Levante-se, vá caminhar, faça flexão, dance, ou adote uma postura de poder. Ao mudar a sua fisiologia, você pode mudar o que sente.

- **Ouça música:** Ouvir a sua música preferida pode mudar o seu estado emocional.

- **Grite:** Fale consigo mesmo com uma voz mais alta e autoritária e dê para si mesmo uma conversa motivacional. Use a sua voz e as suas palavras para mudar as suas emoções.

B. Parta para a ação

- **Faça assim mesmo:** Deixe o seu sentimento ali e vá fazer o que precisa ser feito. Adultos responsáveis fazem o que precisam fazer, gostem ou não.

- **Faça algo sobre isso:** O seu comportamento muda de forma indireta os seus sentimentos. Pergunte-se: "Qual ação eu posso tomar hoje para mudar o jeito que me sinto? Então vá lá e faça.

C. Conscientize-se sobre as suas emoções

> **Escreva:** Pegue um papel e uma caneta e escreva as suas preocupações, os motivos e o que você pode fazer sobre elas. Seja o mais específico possível.

> **Escreva o que aconteceu:** Pegue uma folha de papel e escreva exatamente o que aconteceu para criar aquela emoção negativa. Não escreva a sua interpretação ou a proporção criada ao redor dele. Escreva apenas sobre os fatos ocorridos. Agora, pergunte-se, em relação à sua vida toda, o que aconteceu foi tão importante assim?

> **Converse:** Tenha uma conversa com um amigo. Você pode estar exagerando e tornando as coisas piores do que realmente são. Às vezes, só é necessária uma perspectiva diferente.

> **Lembre-se de um momento em que você se sentiu bem consigo mesmo:** Isso pode lhe ajudar a retornar àquele estado e ganhar uma nova perspectiva sobre a situação. Pergunte-se o seguinte: "Como eu me senti?", "O que eu pensava naquele momento?", "Naquele momento, qual era meu ponto de vista sobre a vida?"

> **Desapegue-se de sua emoção:** Pergunte-se: "Eu consigo deixar essa emoção ir?" então, permita-se liberá-la.

> **Permita a existência das suas emoções:** Pare de tentar resistir às suas emoções ou tentar mudá-las. Permita que elas sejam o que elas são na verdade.

> **Acolha a sua emoção:** Fique com as suas emoções. Analise-as de perto conquanto se mantém desapegado. Tenha curiosidade sobre elas. O que elas são exatamente?

D. Relaxe

> **Descanse:** Faça uma pausa ou tire um cochilo. Quando se está cansado, você tende a experimentar mais emoções negativas do que quando está devidamente descansado.

> **Respire:** Respire calmamente para relaxar. O modo como você respira afeta o seu estado emocional. Utilize técnicas de respiração para se acalmar, ou para lhe dar mais energia.

> **Relaxe:** Tire alguns minutos para relaxar os seus músculos. Comece relaxando o seu maxilar, a tensão ao redor dos seus olhos e os músculos do seu rosto. O seu corpo influencia as suas emoções, portanto ao relaxá-lo, a sua mente também relaxa.

> **Agradeça por seus problemas:** Agradeça aos seus problemas. Entenda que eles existem por um motivo e lhe servirão de alguma forma.

Soluções a longo prazo

As técnicas a seguir lhe ajudarão a lidar a longo prazo com as suas emoções negativas.

A. Analise as emoções negativas

> **Identifique a história por trás de suas emoções:** Pegue uma caneta e uma folha de papel e escreva todos os motivos para você ter essas emoções, em primeiro lugar. Quais suposições você tem? Como você interpreta o que está lhe acontecendo? Agora, veja se você consegue se desapegar dessa história específica.

> **Escreva o que sente em um diário:** Tire alguns minutos, todos os dias, para escrever o que você sente. Busque por padrões recorrentes. E, então, utilize afirmações positivas, visualização, ou um exercício relevante para lhe ajudar a superar essas emoções.

> **Pratique o *mindfulness*:** Observe as suas emoções no decorrer do dia. A meditação lhe ajudará com isso. Outra forma de fazê-lo é engajando-se em uma atividade que exigirá a sua completa atenção. Conforme vai praticando, note o que vai se passando em sua cabeça.

B. Afaste-se da negatividade

> **Mude o ambiente:** Caso você esteja cercado pela negatividade, mude o seu ambiente. Mude-se para um local diferente, ou reduza o tempo que passa com pessoas negativas.

> **Exclua atividades que não agregam:** Exclua ou reduza o tempo que você passa com atividades que têm um efeito negativo em sua vida. Você pode começar reduzindo o tempo que passa assistindo à TV ou navegando pela internet.

C. Condicione a sua mente

> **Crie rituais diários:** Isso lhe ajudará a experimentar emoções mais positivas. Medite, exercite-se, repita afirmações, crie um diário da gratidão e assim por diante. (O melhor horário para inserir pensamentos positivos em sua mente é de noite antes de dormir e logo após acordar pela manhã).

> **Exercite-se:** Exercite-se regularmente. O exercício físico melhora o seu humor e é bom para a sua saúde física e emocional.

D. Aumente a sua energia

Quanto menos energia você tem, mais provável será experimentar emoções negativas.

> **Melhore o seu sono:** Certifique-se de dormir o suficiente. Se possível, vá para a cama e acorde sempre nos mesmos horários todos os dias.

> **Coma alimentos mais saudáveis:** Como diz o ditado, "você é o que você come." As besteiras (*junk food*) afetarão de modo negativo os seus níveis de energia, então tome algumas medidas para melhorar a sua alimentação.

> **Descanse:** Cochile ou tire alguns minutos para relaxar.

> **Respire:** Aprenda a respirar de modo adequado.

E. Procure ajuda

> **Consulte um profissional:** caso você tenha profundas questões emocionais como autoestima extremamente baixa ou depressão, talvez seja necessário consultar um profissional.

Praticando: Escreva uma técnica a curto e uma a longo prazo que você deseja aplicar. Pergunte-se: "Dentre os itens na lista, qual técnica será mais eficaz para me ajudar a lidar com as emoções negativas?" (*Seção III. Como mudar as suas emoções – Soluções a curto e longo prazo*).

Parte IV
Como usar as emoções para o seu crescimento

> *Recomendo que veja cada situação, cada momento, como uma oportunidade oferecida para crescer pessoalmente e desenvolver seu próprio caráter. A realidade nos traz circunstâncias, que às vezes imagino como ondas rebentando na praia, e nós temos a oportunidade de seguir aceitando a realidade para nos adequarmos a ela, a fim de mergulharmos nessas mesmas ondas.*
> — DAVID K. REYNOLDS, CONSTRUCTIVE LIVING

Nós já vimos o que são as emoções, como elas são formadas e como você pode reprogramar a sua mente para experimentar emoções mais positivas. Por ora, vamos aprender a como usar as nossas emoções como uma ferramenta para o nosso crescimento pessoal.

A maioria das pessoas subestima o potencial das emoções. Elas nunca percebem que elas podem, na verdade, usar as emoções para crescerem.

Pense da seguinte maneira. As suas emoções lhe enviam uma mensagem. Elas lhe dizem que a sua interpretação atual da realidade é deturpada. O problema nunca é a realidade, mas o modo como você a interpreta. Nunca se esqueça de que você tem o poder de encontrar significado e alegria até mesmo nos piores momentos.

Por exemplo, Alice Sommer tinha todo o direito no mundo para se sentir desolada. Ela foi presa em um campo de concentração durante a Segunda Guerra Mundial e não sabia quanto tempo ainda teria. Ela, no entanto, encontrou alegria. Ela recorda:

> *Eu sempre estava sorrindo. Nós estávamos deitados no chão com meu filho e ele me viu sorrir. Como uma criança não sorri ao ver a mãe sorrindo?*
> — Alice Sommer

Nick Vujicic acreditava que nunca seria feliz. Afinal, ele nascera sem os braços e sem as pernas. Como ele disse em uma palestra que deu em uma escola:

> *Que tipo de marido eu seria se eu não consigo nem segurar a mão da minha esposa.*
> — Nick Vujicic

Sob essas circunstâncias, ninguém o culparia se ele se sentisse amargurado para o resto de sua vida. Contudo, ele superou seus desafios e, hoje, além de um palestrante motivacional de sucesso, é um marido feliz e pai de dois filhos.

Esses dois exemplos nos mostram que é possível superar até mesmo as situações mais desafiadoras. Elas nos mostram que as emoções negativas não duram para sempre. Tempos difíceis em nossas vidas são os que geralmente nos permitem crescer como seres humanos. Até mesmo um colapso nervoso pode servir como um despertar para as pessoas.

Nesta seção, você aprenderá como as emoções agem e como você pode usá-las para o seu crescimento, enquanto reduz ao mesmo tempo o sofrimento emocional que elas provocam.

18. Como as emoções lhe guiam na direção correta

As emoções vêm e vão e, por fim, não definem quem você é. No entanto, isso não significa que elas não desempenham um papel. Elas podem fomentar o seu crescimento pessoal ao lhe recordar o que você já sabe: que é preciso fazer mudanças em sua vida. Quanto mais você ignora as suas emoções, mais elas chamam a sua atenção. Começa sempre como uma vozinha na sua cabeça, um instinto ou uma intuição. Conforme você dispensa os sinais, eles vão aumentando. Siga ignorando as suas emoções e o seu corpo começará a reclamar da mesma forma ao experimentar a dor física.

Por exemplo, digamos que você sinta uma emoção identificada como "estresse". Isso mostra que é preciso fazer mudanças em sua vida. Essas podem envolver o afastamento de uma situação estressante, a melhora dessa situação, ou a mudança de sua interpretação sobre ela. Uma coisa é certa, é preciso fazer algo sobre isso. Se você seguir ignorando o estresse ou a causa estressante, poderá desenvolver sérios problemas de saúde.

A questão aqui é que as suas emoções lhe enviam uma mensagem. Do mesmo modo que a dor física lhe diz que algo no seu corpo está errado, o sofrimento emocional lhe diz que algo em sua mente está errado.

O poder da autoconsciência

A autoconsciência é um dos elementos mais importantes em seu crescimento pessoal. Sem ela, não há muito o que você poderá mudar em sua vida, já que você não pode mudar um problema até perceber que ele exista.

Portanto, o que é a autoconsciência? É simplesmente a capacidade de observar de modo objetivo os seus pensamentos, suas emoções e seus comportamentos sem relacioná-los com sua própria interpretação ou história sobre eles.

Acima ou abaixo da linha?

Em *The 15 Commitments of Conscious Leadership* (Os 15 compromissos de uma liderança consciente, em tradução livre), Jim Dethmer e Diana Chapman apresentaram um modelo simples, mas poderoso, para ajudar a aumentar a autoconsciência. O modelo é extremamente simples e consiste apenas de uma linha. Os autores afirmaram que, a qualquer momento, você está ou acima ou abaixo da linha. Quando se está acima da linha, você é uma pessoa aberta, curiosa e interessada em aprender, mas quando se está abaixo da linha, você deseja estar certo e, como consequência, tende a ficar mais na defensiva e fechado para novas ideias. Em outras palavras, quando você está acima da linha se torna consciente, mas quando está abaixo da linha se mostra inconsciente.

Estar tanto acima ou abaixo da linha dependem do seu estado emocional. Quando você sente uma ameaça à sua sobrevivência ou ao seu ego, você se encaixa abaixo da linha e tenta proteger a si mesmo (ou ao seu ego). Do mesmo modo, quando transita acima da linha, você está em um estado emocional positivo. A sua criatividade, inovação e colaboração estão no ápice, o que resulta na melhora do seu desempenho.

A sua capacidade de reconhecer o momento em que se está abaixo da linha, demonstra quão bem é o seu controle sobre o seu estado emocional. Não é possível mudar uma emoção se você não perceber primeiro a sua existência. Isso que significa ser "consciente".

A seguir, alguns exemplos de comportamentos que se encaixam "acima da linha" ou "abaixo da linha".

Acima da linha, você:
> É curioso;

> Ouve de forma consciente;

> Sente emoções;

> Discute sem ser crítico;

> Sente-se grato;

> Toma responsabilidade;

> Questiona suas crenças.

Abaixo da linha, você:

> Apega-se a uma opinião;

> Encontra culpados;

> Briga;

> Racionaliza e justifica demais;

> Fofoca;

> Influencia outros a afirmarem as suas crenças;

> Ataca alguém de fora da situação.

Medo x Amor

Outro modelo simples que se pode adotar é o **Modelo Medo x Amor**. No decorrer do dia, ou você toma suas ações por medo ou por amor. Você age por medo quando o seu foco é receber algo, seja a atenção ou aprovação de outras pessoas, seja dinheiro ou poder. Por outro lado, você age por amor, quando o seu principal foco é dar algo, seja o seu tempo, dinheiro, amor ou atenção. Você quer compartilhar e melhorar a vida das pessoas ao seu redor, não por interesse próprio, mas simplesmente por fazer.

Ao passo que suas ações podem refletir ao mesmo tempo o seu desejo de dar e receber, um ou outro desses elementos acaba se ressaltando. Para controlar as suas emoções, é preciso aprender a identificar quando se está agindo por medo ou por amor. Por exemplo, dê uma olhada em seus principais objetivos de vida. Eles são fundamentados no medo ou no amor? Você está tentando dar e contribuir com algo ao mundo, ou está tentando tirar algo?

Digamos, por exemplo, que você quer ser um ator. Alguns motivos para tal podem ser os seguintes:

> Fazer dinheiro;

> Ser famoso;

> Mostrar aos seus pais e amigos que você é bom o bastante;

> Entreter as pessoas;

> Expressar-se livremente.

Os três primeiros exemplos são comportamentos fundamentados no medo: você quer preencher um vazio que há em si e demonstrar o quão bom você é. Os dois últimos exemplos são comportamentos fundamentados no amor que mostram um desejo de compartilhar o seu dom com o mundo.

Conforme debatemos profundamente como as emoções diferentes agem, tenha em mente esses dois modelos: **acima/abaixo da linha** e ações **fundamentadas no medo x fundamentadas no amor**.

Perceba que no decorrer do seu dia, você com frequência oscilará entre comportamentos fundamentados no amor e comportamentos do medo. Por exemplo, você está absorto em uma tarefa que ajuda as pessoas e o faz sentir-se completo. Neste momento, não há nada de que precise. Cinco minutos depois, você imagina como seu pai ficaria orgulhoso se você finalmente fosse promovido. Nesse momento, você já não se sente mais completo. Em vez disso, passou a querer receber algo (nesta situação, a aprovação do pai).

Comece a perceber as motivações que se escondem por trás de suas ações. Ao passo que o faz, você passará a notar quanto tempo você dispende ao correr atrás da aprovação dos demais, seja dos seus colegas, seu chefe, seus pais ou de seu companheiro. Perceba e pergunte a si mesmo o que é possível fazer para passar do "querer receber" para o "querer contribuir".

Agora, com esses dois modelos em mente, vamos conferir como você pode se conscientizar mais sobre as emoções que experimenta durante seu dia a dia.

19. Registrando as suas emoções

O primeiro passo para saber como melhorar o modo como se sente é se tornando mais consciente sobre as emoções que experimenta regularmente. Antes de criar emoções mais positivas, é preciso determinar primeiro o seu ponto de partida.

Para descobrir as emoções que sente no seu dia a dia, eu o convido a registrar as suas emoções por uma semana inteira. Com um caderno, ou com uma planilha impressa, passe alguns minutos de cada dia registrando como você se sente e classifique essas emoções em uma escala de 1 a 10, com 1 sendo a pior sensação, e 10 a melhor. Ao final da semana, faça a sua pontuação geral e responda às seguintes perguntas:

> Que emoções negativas você experimentou?
> O que provocou esses sentimentos? Quais são os fatos?
> Você teve pensamentos específicos que o levaram a sentir-se desse jeito? Algum acontecimento externo despertou essas emoções negativas? Você tem dormido direito? Você ficou doente? Você se envolveu em um acidente?
> O que realmente aconteceu? (Não na sua cabeça, mas no mundo físico).
> Qual é a sua interpretação dos fatos?
> No que você precisaria acreditar para se sentir dessa forma?
> As suas crenças são precisas?
> Você teria se sentido melhor se tivesse interpretado o pensamento ou o acontecimento de modo diferente?
> Como você retornou ao seu estado neutro?

- O que exatamente aconteceu? Você mudou o seu modo de pensar? Você realizou algo que evitava fazer? Tudo aconteceu naturalmente?
- O você poderia ter feito para evitar ou reduzir essas emoções negativas?

Exemplo palpável:

Digamos que você registrou as suas emoções por uma semana e notou que estava levemente deprimido por uns dias. O registro se daria da seguinte forma:

O que provocou essa emoção?

Fui convidado a realizar uma tarefa no trabalho e eu me senti incapaz ou incompetente de concluí-la.

O que realmente aconteceu?

Eu fui convidado a realizar uma tarefa e eu a fiz.

Qual é a sua interpretação dos fatos?

- Eu me senti como se fosse incompetente e que qualquer um no escritório, além de mim, iria conseguir realizar a tarefa.
- Eu me senti como se eu devesse ser capaz de fazer bem a tarefa.
- Eu me senti como se todos estivessem me julgando.

No que você precisaria acreditar para se sentir dessa forma?

Eu precisaria acreditar que:

> Eu sou incompetente.

> Ser incompetente é inaceitável.

> Eu deveria ser capaz de fazer aquela tarefa.

> Todos estão me julgando.

As suas crenças são precisas?

> Você é realmente incompetente?

> Talvez eu tenha uma visão deturpada e me critiquei além da conta.

> Ser incompetente é inaceitável?

> Não. A verdade é que eu não consigo ser sempre competente em tudo.

> Você deveria ser capaz de fazer essa tarefa?

> Eu não tenho muita experiência em realizar tarefas parecidas e não há como fazê-las sem pedir ajuda.

> É verdade que todos o estavam julgando?

> Algumas pessoas podem ter me julgado, mas a verdade é que nem todos estavam. Também é possível que ninguém tenha se importado de fato. Afinal, todos têm seus próprios problemas para lidar. E se ninguém percebeu? Ou talvez, eu tenha feito tudo certo e a negatividade está toda na minha cabeça.

Como você retornou ao seu estado neutro?

Eu percebi que isso na verdade não era tão importante. Eu perguntei a um colega se eu tinha feito a tarefa de modo certo. Ele me ajudou e me aconselhou. Ele também me recomendou alguns livros para me ajudar a aprimorar as minhas habilidades.

O que você poderia ter feito de diferente para evitar ou reduzir essa emoção negativa?

Eu poderia ter pedido ajuda a alguém em vez de tentar fazer tudo sozinho.

Conforme adota esse processo, você perceberá o que provoca essas emoções negativas que você experimenta. Assim será capaz de identificar os comportamentos autossabotadores e superá-los usando um condicionamento diário e afirmações.

Dica complementar:

Lembre-se de escrever como você se sente todos os dias utilizando um diário apenas para tal. Isso lhe ajudará a se distanciar de suas emoções conforme você observa os altos e baixos normais da vida.

> **Praticando:** Registre as suas emoções utilizando o livro de exercícios (*Seção IV. Como usar as suas emoções em seu crescimento – Registre as suas emoções*).

20. Não sendo bom o bastante

> *Quando eu ganhei o Oscar, eu pensei que fosse um engano. Eu pensei que logo iriam descobrir e iriam tomá-lo de volta. Iriam até minha casa, bateriam à porta e falariam: 'Desculpe, mas deveríamos dar isso à outra pessoa. Esse iria para a Meryl Streep.'*
> — Jodie Foster

> *Você se pergunta: 'Por que alguém me veria de novo em um filme? Eu nem sei atuar, então por que estou fazendo isso?'*
> — Meryl Streep

Você se sente como se não fosse bom o bastante? Advinha só! Você não é o único. No outro dia eu escrevi o seguinte para um amigo blogueiro:

"Há muitos tópicos sobre os quais eu poderia escrever, mas já existem tanto livros por aí. Às vezes me pergunto: 'Qual o propósito'?"

Ele me respondeu:

"Eu conheço essa sensação de 'Qual é o propósito?'. Tudo que merece ser dito já foi dito. E, de certa forma, quem sou eu para escrever sobre isso? O que eu já conquistei até o momento? Bem... Eu acho que isso é natural. Bom saber que não somos os únicos enfrentando isso."

Sejamos ou não cientes disso, milhões de pessoas sentem-se da mesma forma. A sensação de "não ser bom o bastante" já deve ter aniquilado mais sonhos do que qualquer outra coisa. E quem nunca se sentiu assim? A seguir uma lista (nem um pouco cansativa) de como eu me senti na vida:

- Eu não sou um escritor bom o bastante
- Eu não sou carismático o bastante
- Eu não sou competente o bastante
- Eu não sou confiante o bastante
- Eu não sou corajoso o bastante
- Eu não sou disciplinado o bastante
- Eu não sou bom o bastante para falar em público
- Eu não sou bonito o bastante
- Eu não sou inspirador o bastante
- Eu não sou interessante o bastante
- Eu não faço dinheiro o bastante
- Eu não sou musculoso o bastante
- Eu não sou paciente o bastante
- Eu não sou perseverante o bastante
- Eu não sou proativo o bastante
- Eu não sou produtivo o bastante
- Eu não sou esperto o bastante
- Eu não ajo o bastante
- Eu não sou resiliente o bastante
- Eu não me empenho o bastante
- O meu inglês não é bom o bastante
- O meu japonês não é bom o bastante, e
- A minha memória não é boa o bastante.

E eu poderia seguir com isso.

As pessoas, que se sentem como se não fossem boas o bastante, tendem a ter uma baixa autoestima. Elas se focam no que elas não são boas enquanto excluem todas as demais coisas em que elas são boas. Ao tentar elogiá-las, tudo que receberá será um "Não foi nada demais." Ou pior, elas até podem achar que você está apenas sendo educado, ou que está tentando manipulá-las. Essas pessoas têm dificuldades em aceitar elogios. Ao invés de um simples obrigado, elas retornam o elogio, ou menosprezam o papel que desempenharam.

Talvez você esteja agindo da mesma forma? Veja se adota alguns dos seguintes comportamentos ao receber um elogio:

1. Rejeita a situação toda como não tendo importância: "Qualquer um poderia ter feito."
2. Fala sobre todas as coisas que fez de errado enquanto explica o que poderia ter feito para melhorar.
3. Tenta retribuir o elogio: "Obrigado. Acho que você também fez um trabalho excelente."

Perceba a sua incapacidade de aceitar um elogio por completo nos três casos acima.

Você simplesmente não recusa os elogios que recebe, mas também acaba ampliando cada um de seus erros e reforçando a crença de que não é merecedor. Você mantém uma lista extensa de suas falhas, sem estar disposto a se livrar delas conforme elas se adequam a sua história. Quem você seria se não fosse mais o homem ou a mulher que nunca é bom o bastante? Por mais estranho que possa parecer, há algo de assustador nisso. Ao menos, a certeza de nunca ser bom o bastante lhe dá uma certa segurança.

Imagine o que aconteceria se você se libertasse desse apego à sua própria história, tentasse algo que você sempre quis e por fim falhasse.

Então, algo que você sempre desconfiou agora se provaria verdade: que você não é bom o bastante. Ou pior, o que aconteceria se fosse bem-sucedido? Como isso se adequaria à sua própria história?

Lembre-se de que o seu cérebro tem um viés em relação à negatividade. Incutir o seu próprio viés, com certeza não lhe ajudará a se sentir melhor consigo mesmo. A verdade é que você faz bem a maioria das coisas que se propõe a fazer. Apesar de lhe faltar experiência, interesse, ou talento que possa explicar o motivo de não se dar tão bem quanto desejava em algumas áreas, isso nada tem a ver como "não sendo bom o bastante".

Como usar o sentimento de não ser bom o bastante para crescer

O sentimento de não se sentir bom o bastante é um indício de autoestima baixa. Muitas pessoas têm baixa autoestima, dos mais variados níveis. Eu também tenho. Para alguns, tudo que eles fazem não é suficiente. Para outros, eles se sentem inadequados apenas em algumas situações ou em certas áreas de suas vidas. Não importa como esteja a sua autoestima, você provavelmente poderá se beneficiar de uma mãozinha.

Identificando o que desperta o seu sentimento de inadequação

O primeiro passo a tomar é descobrir o que desperta esse tipo de sentimento. Com quais pensamentos você está se identificando? Quais áreas da sua vida estão envolvidas?

Tire alguns minutos para escrever o seguinte:

> As situações com as quais você não se sente bom o bastante; e
> Os pensamentos com os quais você se identifica (sua história).

Acompanhando as suas conquistas

O segundo passo a tomar é acompanhar as suas conquistas. O sentimento de não se sentir bom o bastante, em geral, resulta de uma visão repleta de vieses sobre si mesmo. Você se concentra em seus pontos fracos e não reconhece os seus pontos fortes. As pessoas com uma autoestima saudável tendem a ver a si mesmas de um modo mais objetivo e reconhecem tanto seus pontos fortes como os fracos.

A fim de melhorar a sua autoestima, passe a reconhecer todas as coisas que você sabe fazer. Os exercícios seguintes lhe ajudarão nisso.

Exercício 1 – Crie um diário de vitórias

Uma das melhores formas de reconhecer as suas conquistas é escrevê-las. Para esse exercício, sugiro que use um caderno apenas para esse fim.

1. Primeiro, escreva tudo que já conquistou em sua vida. Liste ao menos umas cinquenta vitórias. Caso sinta que não há vitórias suficientes, escreva até aquelas pequenas do seu dia a dia. Isso lhe ajudará a perceber o quanto você já conquistou.

2. Ao final de cada dia, escreva tudo que alcançou naquele dia específico. Podem ser coisas simples como:

   > Eu acordei no horário;

   > Eu me exercitei; e

   > Eu tive um café da manhã saudável.

Tente escrever umas cinco a dez coisas todos os dias.

Exercício 2 – Encha um vaso da autoestima

Uma alternativa é escrever cada pequena vitória na sua vida em pequenos pedaços de papel e colocá-los em um vaso. A seguir algumas dicas para assegurar que você tire o melhor proveito desse exercício.

> Certifique-se de colocar o vaso (ou qualquer pote que utilizar) em um local visível. O melhor lugar é provavelmente em sua mesa de trabalho, o segundo melhor é em seu quarto.

- ❯ Escolha um vaso que o agrade. Escolha um formato que seja de seu feitio. É tudo sobre autoestima, então qualquer coisa que o faça se sentir bem é aconselhável. Certifique-se de que ele seja transparente para que possa ver ele sendo preenchido.
- ❯ Dê um nome positivo para ele (como "meu vaso da autoestima", "declaração de amor para mim mesmo", etc.).
- ❯ Escreva a sua conquista em um papel que você gosta. Por exemplo, utilize papéis de cores diferentes para quando encher o vaso, ele fique agradável visualmente. Outra ideia é utilizar papéis de origami.
- ❯ Escreva utilizado sua caneta preferida.

A ideia é mostrar respeito a si mesmo ao reconhecer as suas diversas conquistas.

Exercício 3 – Crie um diário positivo

Você também pode escrever um diário com cada elogio que receber durante o dia. Um colega lhe disse que seus sapatos eram legais, escreva. O seu amigo elogiou o seu cabelo, anote também. O seu chefe o cumprimentou pela tarefa bem-feita, ponha no papel. Não questione a sinceridade desses elogios. Considere-os verdadeiros. A ideia aqui é treinar a sua mente a se concentrar nas coisas positivas que acontecem em sua vida, afinal elas estão acontecendo, esteja você reconhecendo isso ou não. A seguir algumas ideias para tirar o melhor proveito desse exercício:

- ❯ Compre um caderno que você goste.
- ❯ Personalize-o: Coloque adesivos, imagens, desenhos, ou use cores diferentes. Não quer fazer nada disso? Tudo bem também. O diário é seu.
- ❯ Leve-o sempre consigo: Carregue-o consigo e busque novos elogios para incluir em sua coleção maravilhosa (opcional).

> Leia-o todos os dias: Folheie as entradas anteriores e agradeça mentalmente todas as pessoas que o elogiaram. Você pode dizer: "Muito obrigado, *insira o nome da pessoa*", "eu te amo." Sinta-se à vontade de ler as entradas pela manhã, à noite, ou o horário que você sentir vontade. É você quem determina.

De novo, esse é o *seu* diário. Essas são apenas sugestões, então faça o que funcionar para *você*.

Aprendendo a aceitar elogios

A probabilidade é de que seja muito difícil para você aceitar elogios. Veja se essas afirmativas a seguir lhe soam familiares:

> Nunca é nada demais.

> Qualquer um poderia ter feito isso.

> É porque teve alguma ajuda.

> Poderia ter feito melhor.

Eis aqui um grande motivo para aprender a aceitar elogios: porque a **pessoa que o elogiou quer que você o aceite, e que não jogue ele fora!** Imagine que você acabou de presentear uma pessoa, ela abre o embrulho, joga o presente no chão, pisoteia-o e o joga fora? Você não vai gostar disso, não é? Infelizmente, é isso que nós fazemos quando recusamos um elogio, nós desrespeitamos a pessoa que nos ofereceu o comentário. Você não gostaria que seu elogio fosse aceito de bom grado?

Exercício 1 – Aceitando elogios

Esse exercício simples lhe ajudará a aceitar um elogio. Sempre que alguém o elogiar, diga o seguinte:

Muito obrigado, *insira o nome da pessoa*.

E é isso. Não há nada mais simples que isso. Nenhum "Obrigado, mas", "Obrigado, você também", ou um "Não foi nada.". Só diga, "Obrigado."

A seguir como tirar melhor proveito desse exercício:

> Diga obrigado em alto e bom som. Você pode perceber que tem a tendência a reprimir os seus sentimentos e acaba agradecendo de forma mecânica. Na verdade, você pode compreender que jamais disse um "obrigado" de bom grado.

> Sinta: Antes de começar uma nova frase, dê espaço para sentir a gratidão antes de se expressar. Não menospreze o elogio, ou explique por que você é (ou não) merecedor dele.

> Diga do modo como você se sente: Mostre a sua gratidão ao dizer para pessoa que o elogiou como você se sente. Você pode ter uma certa resistência. Muitos de nós temos dificuldades em expressar a gratidão, talvez por nosso orgulho nos impedir. Afinal, todos somos pessoas fortes e não precisamos da ajuda ou do elogio de ninguém, não é? Nós não queremos nos sentir vulneráveis. Caso você sinta uma resistência e ache o exercício difícil, entenda que é normal e que faz parte do processo.

A sua capacidade de aceitar um elogio pode ser um bom indício do seu nível de autoestima. Pratique receber elogios e se permita se sentir vulnerável. Aceitar que você é merecedor de elogios só melhorará a sua autoestima.

Exercício 2 – O jogo da admiração

O propósito desse jogo é aprender a admirar as coisas em si mesmo que você não tinha conhecimento (ou apreço). Isso funcionará melhor se tiver um parceiro(a) para que possa jogar com uma certa frequência. Diga ao seu parceiro três coisas nas quais admira nele e peça para ele retribuir. Seja o mais específico possível e não se preocupe em dizer coisas tão importantes. Alguns exemplos:

- Eu admiro você por ter preparado o café esta manhã apesar de estar com pressa.
- Eu admiro você por ter pegado as crianças hoje.
- Eu admiro o modo como você sempre me ouve após o trabalho.

Indo além:

A autoestima é um tópico complexo. Ela afeta muitas pessoas e geralmente é incompreendida. Superar a autoestima baixa leva tempo e esforço. Caso você se sinta com frequência como se não fosse bom o bastante, eu sugiro que leia os seguintes livros. Se, mesmo com a leitura desses livros, você perceba que enfrenta questões sérias e crônicas em relação à autoestima, eu sugiro que procure um especialista.

- A autoestima e seus seis pilares (*The Six Pillars of Self-Esteem*, no original), pelo Dr. Nathaniel Branden.
- *Breaking the Chain of Low Self-Esteem* (Rompendo os grilhões da baixa autoestima, em tradução livre), pela Dr.ª Marilyn Sorensen.
- *Low Self-Esteem: Misunderstood & Diagnosed – Why You May Not Find the Help You Need* (Baixa autoestima: Mal-entendidos e diagnosticados – Por que você pode não encontrar a ajuda que precisa, em tradução livre), pela Dr.ª Marilyn Sorensen.

Abaixo um breve resumo das ideias principais contidas em cada livro.

Em seu livro, A autoestima e seus seis pilares, Nathaniel Branden identifica seis práticas (ou pilares) da autoestima que você pode trabalhar para desenvolver uma autoestima mais saudável:

1. **Viver de modo consciente:** Nas palavras do próprio Nathaniel Branden: "Viver conscientemente refere-se à busca da ciência de tudo relacionado às nossas ações, propósitos, valores

e objetivos, até o máximo de nossas capacidades, quaisquer que sejam, e nos comportamentos de acordo com o que vemos e sabemos."

2. **Autoaceitação:** É escolher se valorizar, tratar a si mesmo com respeito e defender o seu direito de existir. A autoaceitação é a base na qual a autoestima se desenvolve.

3. **Autorresponsabilidade**: É perceber que ninguém vai lhe salvar e que você é responsável pela sua própria vida. É aceitar que você é responsável por suas escolhas e ações. Você é responsável pelo modo que usa o seu tempo e pela sua própria felicidade. Porque só você pode mudar a sua vida.

4. **Autoafirmação:** Significa que você honra os seus desejos, as suas necessidades, seus valores e busca a forma apropriada de expressá-los em sua vida.

5. **Vivendo com intencionalidade:** É o modo como você usa as suas forças para alcançar os objetivos escolhidos. Em outras palavras, é a sua capacidade de determinar e alcançar os objetivos em cada área de sua vida.

6. **Integridade pessoal:** É se comportar de forma correspondente aos seus ideais, suas convicções e suas crenças. É quando você se olha no espelho e vê que está fazendo a coisa certa.

Em *Breaking the Chain of Low Self-Esteem*, Marilyn Sorensen traz uma análise geral sobre o que é a autoestima e como ela funciona. A autora explica que a autoestima baixa se origina da sua interpretação negativa de acontecimentos passados. Essa percepção distorcida da realidade o levará a experimentar medo e ansiedade. O seu ambiente familiar pode ter desempenhado um grande papel nisso. Talvez, seus pais o tenham deixado para baixo inúmeras vezes, o fazendo sentir como se nada que fizesse fosse bom o bastante.

Você, hoje, pode acreditar piamente que é menos merecedor do que os outros. Como consequência, você filtra tudo de acordo com essa imagem negativa de si mesmo. É como se visse o mundo através de óculos maculados; óculos que rejeitam elogios e reconhecimento, lembrando-se apenas de críticas.

Os exemplos contidos nos livros dela lhe ajudarão a compreender como as questões de autoestima influenciam na vida real. Além disso, a Dr.ª Sorensen fornece dezenas de exercícios práticos para ajudar na sua conscientização sobre as questões de autoestima e lhe provém também com uma ferramenta para ajudar a desenvolver uma autoestima mais saudável.

> **Praticando:** Confira os exercícios na seção correspondente no livro de exercícios (*Seção IV. Como usar as suas emoções para o seu crescimento – Não sendo bom o bastante*).

21. Na defensiva

> *O nosso amor por estarmos sempre certos compreende-se melhor como o nosso medo de estarmos errados.*
> — Kathryn Schulz, Jornalista e Escritora

Você fica constantemente se justificando? Você sente-se ofendido sempre que alguém o insulta ou o desrespeita?

Esses são motivos bem específicos que explicam por que você fica na defensiva. Ao se tornar ciente desses motivos, você aprenderá muito sobre si mesmo e será capaz de liberar essa vontade de se defender sempre. Primeiro, vamos ver o porquê de ficar na defensiva.

O porquê de ficar na defensiva

A necessidade de se defender origina-se do seu desejo de proteger a sua história (ou o seu ego). Toda vez que seu ego se sente ameaçado, desperta em você uma necessidade de defendê-lo. Eu acredito que há três motivos principais para essa sensação ser acionada.

› Há uma certa verdade no que lhe disseram.

› Você acredita que há uma certa verdade no que lhe disseram.

› Uma crença central sua foi atacada.

Perceba que por termos diferentes histórias, o que o atinge, pode não atingir o outro.

Há uma certa verdade no que lhe disseram

Alguém lhe disse algo que está certo sobre você e isso o magoou. Por exemplo, ele ou ela podem ter o acusado de adiar um certo projeto. A sua incapacidade de aceitar essa verdade é o motivo por você ficar na defensiva. Quando esse tópico é mencionado, isso desperta uma reação emocional como raiva, negação ou autocrítica.

Você acredita que há uma certa verdade no que lhe disseram

Disseram-lhe algo que você acha que está certo e isso o magoou. Neste caso, as críticas que recebeu podem ser sem fundamento. Ainda assim, você se magoou. Por quê? É porque o que lhe disseram confirma alguma crença desencorajadora que você tem sobre si mesmo. Digamos, por exemplo, que você acredita que não é bom o bastante. Essa crença o faz se empenhar mais do qualquer um. Agora, como se sentiria se alguém o chamasse de preguiçoso? Você se sentiria ofendido, não é? Contudo, isso seria não porque você é realmente preguiçoso, mas devido à sua crença de se empenhar mais.

Uma de suas crenças centrais foi atacada

Alguém direta ou indiretamente atacou alguma de suas crenças centrais e você sentiu a necessidade de se defender. Essa crença pode ser de cunho político, religioso, ou uma crença geral sobre o mundo ou sobre si mesmo. Quanto mais apegado você é à essa crença, maior será a sua reação emocional. Um ótimo exemplo a seguir:

Por muitos acreditarem que o Donald Trump era um ser maligno, alguns Liberais tiveram fortes reações emocionais quando ele foi eleito presidente dos Estados Unidos. Alguns gritaram e até se tornaram violentos. Por outro lado, muitos Conservadores ficaram extasiados com a vitória de Trump.

Como algumas pessoas podem reagir de modo tão diferente ao mesmo acontecimento? Isso é devido às suas crenças centrais. Tanto os Democratas quanto os Republicanos se identificam fortemente com suas crenças políticas. Por isso, esse acontecimento levou os Democratas radicais a chorarem, enquanto os Republicanos radicais festejaram.

Sempre que uma crença a qual você tem grande apego for atacada ou desafiada, você experimentará uma reação emocional. Quanto mais profunda for essa crença, mais forte será a reação emocional quando ela for atacada. Um exemplo bem radical seria alguém se dispor a matar qualquer um que critique a sua religião.

Como usar essa emoção para seu crescimento

Analise as situações que despertam esses sentimentos. Sempre que se sentir ofendido, pergunte-se o porquê. Qual crença o levou a se defender? Você consegue liberar essa crença? E, essa crença é realmente verdadeira?

Ao fazer isso, você aprenderá muito sobre si mesmo. Também se tornará capaz de liberar algumas crenças que não lhe servem mais, e perceberá, que muitas vezes, não há necessidade de ficar na defensiva.

> **Praticando:** Confira os exercícios na seção correspondente no livro de (*Seção IV. Como usar as emoções para o seu crescimento – Na defensiva*).
>
> Sempre que você estiver na defensiva, pergunte-se o seguinte:
>
> › O que eu estou tentando proteger aqui?
>
> › Eu consigo me livrar dessa crença?
>
> › Quem eu seria sem essa crença?

22. Estresse e preocupação

> *Cada preocupação se torna uma oportunidade de se tomar uma ação positiva. Em cada mentira, há um traço de verdade. Por trás de cada sintoma neurótico há um desejo mal direcionado de se viver a vida plenamente.*
> — David K. Reynolds, Constructive Living

Você já se perguntou o que é o estresse e por que você o sente?

Muitos acreditam que uma situação pode ser estressante. A verdade é que o estresse não existe fora de você, portanto, uma situação não pode ser em si mesma estressante. Ainda assim, acho que você experimenta o estresse com certa frequência. E, provavelmente, com mais frequência do que o desejado.

O estresse sozinho é responsável por dezenas de milhares de mortes anualmente. E causa mais danos do que muitas doenças, e deixa inúmeras famílias sofrendo pela morte de seus entes queridos. Por isso que é preciso que você tome medidas necessárias a fim de reduzir seus níveis de estresse.

Responsabilizando-se pelo seu estresse

O estresse é algo que você tem certo controle, por isso é preciso se responsabilizar por ele. Quanto mais se responsabiliza por ele, mais você será capaz de reduzi-lo.

O estresse acontece por diversos motivos e se manifesta em inúmeras situações. Seja no engarrafamento a caminho do trabalho, uma apresentação de negócios, uma tensão com seu chefe, ou brigas frequentes com seu esposo(a), tudo pode ser uma causa em potencial para o estresse. Há dois modos de reduzir o estresse:

> Evitando situações que você entende como estressantes,

> Tornando-se mais capaz de lidar com situações estressantes.

Veremos, agora, como podemos adotar esses métodos para reduzir os níveis de estresse.

Como podemos usar o estresse para o crescimento

Exercício – Faça uma lista com as suas principais causas de estresse

Vamos analisar as situações específicas que são uma causa de estresse para você. Com o apoio do livro de exercícios, escreva o que mais provoca o seu estresse durante uma semana corriqueira. Traga ao menos umas dez situações.

Reformulando o estresse

As emoções surgem conforme as interpretações dos acontecimentos. O simples fato de experimentar o estresse (ou qualquer outra emoção) demonstra que você inseriu a sua própria interpretação ao que está acontecendo. De outra maneira, você teria uma vida sem estresse.

Agora, olhando para a sua lista de situações estressantes. Para cada situação, pergunte-se o seguinte:

> Essa situação é por si só estressante?

> No que eu teria que acreditar para experimentar o estresse nessa situação específica?

> No que eu teria que acreditar para reduzir/evitar o estresse nessa situação específica?

Digamos que você está preso no engarrafamento e acha isso estressante.

A situação por si só é estressante?

Não necessariamente. O engarrafamento existe, e não há nada errado com isso.

No que eu teria que acreditar para experimentar o estresse nessa situação específica?

Eu teria que acreditar:

› Não deveria haver engarrafamentos, portanto, há algo errado.
› O engarrafamento é uma situação por si só estressante.
› Eu devia estar onde preciso ir, em vez de estar preso no engarrafamento.
› Eu posso fazer algo sobre isso.

No que eu teria que acreditar para reduzir/evitar o estresse nessa situação específica?

Eu teria que acreditar que:

› Um engarrafamento é algo normal como qualquer outra situação.
› Eu não preciso me sentir estressado apenas por estar preso no trânsito.
› Eu estou aqui preso no engarrafamento e, por enquanto, eu não preciso estar lá (onde eu quero ir).
› Eu não posso fazer nada sobre isso, então eu posso aproveitar, ou ao menos não me estressar com isso.

Lidando com a preocupação

A preocupação se difere do estresse por não ser uma consequência de algo que você experimenta no presente, mas de uma apreensão em relação a acontecimentos passados ou acontecimentos que poderão ocorrer no futuro. Você experimenta o estresse ao lidar com uma situação estressante no momento presente.

Por exemplo, uma situação estressante poderia ser ficar preso em um engarrafamento ou ter sido chamado a atenção pelo seu chefe. A preocupação seria a recordação (passado) ou a antecipação/imaginação (futuro) dessas situações estressantes. Curiosamente, muitas das suas preocupações são desnecessárias pelos seguintes motivos:

> Elas aconteceram no passado e não há absolutamente nada que se possa fazer sobre elas;

> Elas podem ocorrer no futuro que é impossível de controlar.

Exercício – Liste as suas preocupações

Do mesmo modo que você fez com as situações estressantes, liste todas as suas preocupações (passadas e futuras). É possível que acabe descrevendo alguns exemplos parecidos com o do último exercício e está tudo bem.

Exemplos de preocupações corriqueiras sobre si mesmo são:

> Sua saúde;

> Sua situação financeira;

> Seu trabalho;

> Seu relacionamento;

> Sua família.

Por ora, escreva ao menos dez preocupações que você tem durante a semana.

Classificando as suas preocupações

Uma preocupação constante deriva-se de tentar controlar acontecimentos que são impossíveis de controlar. Quando você tenta, acaba gerando estresse desnecessário em sua vida. Para lidar com o estresse e superar as preocupações crônicas de modo mais eficaz, é preciso aprender a classificar as suas preocupações. Um modo prático de fazê-lo é separando as situações as quais você tem controle das que lhe fogem ao controle. Você pode dividir as suas preocupações em três categorias:

1. Aquelas que você tem controle;
2. Aquelas que você tem algum controle;
3. Aquelas que você não tem controle algum.

1. Aquelas que você tem controle:

Essa categoria inclui coisas como as suas ações e comportamentos. Por exemplo, você pode escolher o que dizer e como dizer. Você também pode decidir quais ações tomar para realizar os seus objetivos.

2. Aquelas que você tem algum controle:

Há coisas que você tem algum controle sobre a situação, como em uma competição ou em uma entrevista de emprego. Não é possível ter a certeza de que ganhará uma partida de tênis, mas você tem algum controle sobre o resultado. Por exemplo, você pode escolher se empenhar mais no treino ou contratar um ótimo técnico. Do mesmo modo, você pode se preparar para uma entrevista de emprego ao pesquisar sobre a empresa que se candidatou, ou ao fazer uma simulação da entrevista. Contudo, você não tem nenhum controle sobre o resultado.

3. Aquelas que você não tem controle algum:

Infelizmente, há diversas situações que lhe fogem ao controle. Essas são o tempo, a economia ou os engarrafamentos.

Exercício – Classifique as suas preocupações

Olhe para a sua lista de situações estressantes. Ao lado de cada item coloque C (controle), um AC (algum controle) ou um SC (Sem controle).

A simples ação de classificar as suas preocupações já lhe ajuda a reduzi-las. Conforme identifica as situações que lhe fogem ao controle, você pode liberar a necessidade de se preocupar por ela.

Agora, para as coisas que tem (algum) controle, escreva o que você poderia fazer sobre elas. Quais ações concretas você pode tomar?

Para situações que você não tem controle algum, é possível deixar de lado a necessidade de controlá-las e ao invés disso as aceitaria?

Assumindo completa responsabilidade por seu estresse e suas preocupações

E se você tivesse mais controle sobre as suas preocupações do que acredita ter? Olhe novamente para as situações que lhe fogem ao controle e pergunte-se: *"Se eu tivesse algum controle sobre elas, o que eu faria? Como seria? E como eu poderia evitar que elas ocorressem?"*

Com frequência, você perceberá que possui certo controle sobre essas situações. Seja por meio da mudança, da reformulação ou da eliminação delas em sua vida.

Digamos que você identificou os engarrafamentos como sendo uma situação que lhe foge ao controle. Parece razoável, pois no momento que se entra em um não há muito a se fazer. No entanto, você conseguiria fazer algo diferente? Por exemplo, era possível ter saído mais cedo ou feito um caminho diferente?

E que tal reformular a situação? Em vez de escapar da situação mentalmente, você poderia estar completamente presente durante o engarrafamento e torná-lo uma parte produtiva do seu dia. Você poderia aproveitar escutando algum *audiobook*. Imagine o quanto se pode aprender se escutar *audiobooks* em todos os dias úteis durante um ano inteiro.

Analise novamente a sua lista e busque as situações que você não tem controle algum. Escreva então o que faria para mudá-las, reformulá-las ou eliminá-las.

Praticando: Confira os exercícios na seção correspondente em seu livro de exercícios (*Seção IV. Como usar as emoções para o seu crescimento – Estresse/Preocupação*).

23. Importando-se com o que as pessoas pensam de você

> *Como, em nome de Deus, podem os pensamentos de outros o prejudicar? É o seu pensamento sobre os pensamentos deles que o prejudica. Mude seus pensamentos.*
> — Vernon Howard, *O Poder Superior da Mente*

Você é extremamente autoconsciente? Nesta seção, lhe explicarei por que se importa tanto com o que as pessoas pensam sobre você e o que poderá mudar para aliviar essa situação.

Você é a pessoa mais importante no mundo

Primeiro, perceba que você é a pessoa mais importante do mundo. Se não acredita em mim, lembre-se da última vez que sentiu uma dor intensa. Pode ter sido uma dor de dente, ou uma cirurgia, ou talvez você tenha quebrado a perna em um acidente. No que estava pensando na hora? Você estava preocupado com a fome na África? Estava preocupado com as mortes de inocentes nos conflitos no Oriente Médio?

Não.

A única coisa que desejava era que a dor fosse embora. Isso é porque você é a pessoa mais importante do mundo. Por você viver consigo mesmo 24 horas por dia, é normal se preocupar com seu próprio bem-estar físico e mental.

Você tem que perceber que o mesmo ocorre com qualquer ser humano no mundo. Para mim, você não é a pessoa mais importante, eu sou. E o mesmo ocorre a partir da perspectiva de seus amigos mais próximos, seus familiares e colegas.

Por você viver consigo mesmo 24 horas ao dia, você supõe com frequência, de modo incorreto e inconsciente, que as pessoas pensam sobre você de modo mais significante do que é. Na verdade, pela maior parte do tempo, as pessoas não se importam com você. Enquanto pode soar meio depressivo, é de fato libertador. Isso significa que não é preciso se preocupar tanto com o que elas pensam de você.

Conforme o ditado costuma dizer:

> *Quando temos vinte, nos preocupamos com o que todos pensam; quando temos quarenta, nós paramos de pensar sobre o que os outros pensam; quando temos sessenta, percebemos que ninguém estava pensando na gente.*

Ao passo que você acompanha todos os seus erros, mais ninguém o faz. As pessoas são simplesmente muito ocupadas se preocupando consigo mesmas. Em outras palavras, as pessoas não:

- Acompanham os seus erros passados;
- Leem tudo o que você posta nas redes sociais;
- Se lembram dos seus momentos estranhos;
- Pensam sobre você (com frequência);
- Se importam com você tanto quanto você mesmo.

Nem todos gostam de você

Você se importa com o que as outras pessoas pensam porque quer a aprovação delas. Você supõe que a melhor forma fazer isso é evitando marcar presença. Como consequência, você passa a sua vida inteira tentando ser a pessoa perfeita na esperança de ser amada.

Contudo, isso geralmente não funciona. Não importa a quão boa pessoa você seja, algumas pessoas não vão gostar de você. É até possível tentar "consertar" a imagem que elas têm de você, mas isso tampouco funcionará. As pessoas verão você do modo como elas quiserem devido às suas próprias crenças e valores.

Portanto, se você fundamenta o seu valor próprio com o que as pessoas pensam, então estará sempre à mercê da aprovação delas. O que acontecerá se elas de repente o rejeitarem? Infelizmente, nenhuma aprovação externa jamais compensará a falta de autoaprovação.

Ao se empenhar tanto em ser amado pelas pessoas, você se arrisca a levar uma vida patética sendo incapaz de expressar a sua personalidade. Você terminará mimetizando os seus amigos, agradando todos ao seu redor, mas esquecendo-se de agradar a pessoa mais importante do mundo, *você*.

O que as pessoas pensam sobre você não é da sua conta

Você não é responsável pelos pensamentos das pessoas, na verdade o que elas pensam não é da sua conta. O seu trabalho é expressar a sua personalidade da melhor maneira possível, enquanto tem a melhor intenção possível. Em outras palavras, a sua responsabilidade é dar o seu melhor em ser você mesmo. Então, as pessoas podem ou não gostar de você, de qualquer maneira está tudo bem. Lembre-se que as pessoas mais influentes como presidentes, representantes de estados, países são odiados por milhões.

Portanto, não torne a sua missão pessoal mudar a imagem que as pessoas têm de você. As pessoas têm o direito de terem as crenças e valores delas, assim como têm o direito de não gostarem de você. Elas são livres para interpretarem as suas ações e comportamento através de seus próprios filtros. Parte do seu crescimento pessoal é aceitar que não é preciso ser aceito por todos e, deste modo, poder ser você mesmo.

Como usar essa emoção para crescer

Ser extremamente autoconsciente significa:

> Ter uma visão distorcida de como as pessoas o veem; e
> Ter apego a uma imagem de si mesmo que deseja proteger.

Para parar de ser tão autoconsciente, é preciso dedicar-se nesses dois pontos.

1. Mude a sua interpretação de como as pessoas o veem

A fim de se importar menos com o que as pessoas pensam sobre você, é necessário redefinir as suas relações com as demais pessoas. Para tal é preciso perceber que:

> As pessoas, geralmente, não se importam com você;
> Você não se importa com as pessoas.

Exercício 1 – Percebendo que as pessoas não se importam

Esse exercício lhe ajudará a perceber que no fundo, a maioria das pessoas não se importa realmente consigo.

> Escolha uma pessoa que conheça. Pode ser um amigo, um conhecido, ou um colega.
> Pergunte-se com que frequência você pensa nessa pessoa no seu dia a dia.
> Agora, coloque-se no lugar dessa pessoa. Quanto tempo acha que essa pessoa passa pensando em você durante o dia?

Quanto tempo acha que ele ou ela acompanha as coisas que você faz ou diz? No que você acha que eles estão pensando agora?

> Repita esse processo com ao menos mais duas pessoas.

Conforme pratica esse exercício, é possível perceber que as demais pessoas estão simplesmente muito ocupadas para pensarem em você com frequência. Afinal, elas vivem consigo mesmas 24 horas por dia. Para elas, elas são as pessoas mais importantes do mundo. Não você. E isso é normal.

Exercício 2 – Percebendo que você não se importa

Você, tampouco, se preocupa tanto com as outras pessoas. O exercício a seguir lhe ajudará a perceber isso.

> No decorrer do dia, tente se lembrar de todas pessoas com quem você interagiu. Pode ser uma garçonete ou os clientes no restaurante onde almoçou, as pessoas que viu na rua e assim por diante.

> Pergunte-se quanto tempo você passou pensando nessas pessoas antes desse exercício. Você, provavelmente, nem pensou nelas, não é?

Como pode ver, você não tem tempo realmente de pensar nas outras pessoas. A maior parte do tempo, você se preocupa apenas consigo mesmo. Isso não é porque não possui compaixão alguma ou é um egoísta babaca. Você está sendo apenas humano.

Pare de se apegar tanto à sua própria imagem

Caso seja uma pessoa extremamente autoconsciente, as chances são altas de se preocupar demais com o que as pessoas pensam sobre você. Talvez seja por isso que deseja a provação delas ou teme como elas o julgam. É preciso então que você aprenda a desapegar dessa sua própria imagem.

Exercício – Desapegando de sua própria imagem

› Escreva todas as coisas pelas quais teme ser julgado. Talvez seja a sua preocupação com sua aparência, ou o seu medo de dizer algo bobo.

› Escreva o motivo de se importar com isso: Qual o problema aqui? Que imagem você está tentando proteger?

› As pessoas acham que você é inteligente e por isso teme não corresponder a essa imagem?

› Você teme ser rejeitado por ter dito algo errado?

Esse exercício lhe trará consciência sobre as suas preocupações e lhe ajudará a direcioná-las. Além disso, não se esqueça de concluir os exercícios mencionados na seção "Desapegando de suas emoções".

Por fim, lembre-se que as pessoas sempre interpretarão as suas palavras e as suas ações de acordo com as crenças e valores delas. Portanto, deixe sua personalidade aflorar, você não tem escolha além de deixá-las o verem da maneira que elas querem.

Praticando: Confira os exercícios na seção correspondente em seu livro de exercícios (*Seção IV. Como usar as emoções para seu crescimento – Importando-se com o que as pessoas pensam de você*).

24. Ressentimento

> *Mesmo que não possamos amar nossos inimigos, amemo-nos, pelo menos, a nós mesmos. Amemo-nos tanto que não possamos permitir que os nossos inimigos controlem a nossa felicidade, a nossa saúde, a nossa aparência.*
> — Dale Carnegie, How To Stop Worrying, And Start Living

Quando nos ressentimos com alguma pessoa, sentimos raiva porque não se comportaram da maneira que esperávamos. Talvez por elas terem quebrado alguma promessa, ou até por não terem dado algo que você esperava. Talvez, até tenha achado que elas o deviam algo, mas falharam em lhe conceder?

O ressentimento, com frequência, se origina quando há uma falha comunicativa com as pessoas que você se ressente. Deste modo, quando você não disse que se sentiu magoado, ou não comunicou as suas necessidades e vontades, acabou supondo que iriam saber naturalmente como atendê-las. Ele também pode crescer mesmo quando você expressa os seus sentimentos, mas sente-se incapaz de se livrar do ressentimento e perdoar. Como Nelson Mandela disse uma vez: "O ressentimento é como ingerir veneno esperando que isso mate os seus inimigos." Não é assim que funciona.

Ressentindo-se com as pessoas

Como qualquer outra emoção, o ressentimento se intensificará conforme a seguinte fórmula: interpretação + identificação + repetição = emoção forte.

É possível se ressentir com alguém por anos devido a um acontecimento bem insignificante por causa de:

> Sua interpretação do acontecimento;
> A sua identificação com a história que você contou a si mesmo;
> O número de vezes que você reviveu o acontecimento em sua cabeça.

Digamos que um de seus amigos "o traiu" ao não o convidar para uma festa. Na sua cabeça, o seu amigo o traiu com certeza, e você se ressente muito com ele por isso. Você não consegue parar de pensar "Como ele pôde fazer isso comigo?" Esse pensamento vai consumindo-o por semanas até que decide cortar laços com ele. Meses depois você ainda se ressente com isso. Perceba que o acontecimento em si não é tão significante. O que cria o ressentimento é a sua interpretação do ocorrido.

Agora, é possível que a sua interpretação esteja errada? E se o seu amigo achou que você não gostaria da festa? E se ele achou que você estava ocupado demais? Com certeza, ele deveria ao menos tê-lo convidado, mas ninguém é perfeito. Se você colocasse a sua interpretação de lado e perguntasse diretamente a ele naquele momento, talvez as coisas teriam sido diferentes.

O perigo de permitir o ressentimento crescer

Com frequência, o que põe lenha na fogueira é a nossa incapacidade ou a nossa falta de vontade de confrontar as pessoas com quem nos ressentimos. Ao invés, nós seguimos revivendo o que (achamos) aconteceu em nossa cabeça. Como consequência, o ressentimento cresce e se fortalece com o tempo. Isso ocorre, principalmente, quando se interage com frequência com a pessoa com quem você se ressente.

Como usar o ressentimento para o seu crescimento

O ressentimento ocorre quando somos incapazes de perdoar e seguirmos com nossa vida. É o resultado do apego a um acontecimento passado em vez de se focar no que poderia ser o futuro. Quando sente ressentimento, você recebe a oportunidade de aprender a perdoar e desapegar, e mais importante, como amar a si mesmo.

O ressentimento existe para lhe mostrar que é preciso se amar e valorizar a sua paz de espírito mais do que qualquer outra coisa. A sua tranquilidade deve ser mais importante do que o sentimento de estar sempre certo, a vingança ou o ódio por alguém. Em outras palavras, o desapego do ressentimento é uma declaração de amor por si próprio, para que possa seguir em frente enquanto demonstra compaixão pelos outros.

Amando a si mesmo

Parafraseando a declaração de Nelson Mandela, o ressentimento é um veneno que você escolheu beber. O ressentimento são as ervas daninhas que você permitiu crescerem em seu jardim. Quando o experimenta, você acredita que algo que era seu por direito lhe foi tomado injustamente. Por exemplo, pode ser a confiança, o respeito ou o amor de alguém. Como consequência, você se sente como se tivesse sido atacado.

O ressentimento continuará a existir enquanto a sua necessidade de estar sempre certo ou de ficar quites for mais importante que a sua paz de espírito. Ele continuará crescendo conforme você for alimentando essa emoção com pensamentos de ressentimento. E ele persistirá enquanto reprimi-lo. Por isso é importante tornar a sua paz de espírito uma prioridade e aprender a perdoar os outros assim como a si mesmo.

Amando os outros

A sua capacidade de liberar o ressentimento está ligada ao seu nível de compaixão. Quanto mais você se compadece, mais fácil é desapegar-se do ressentimento. Algo importante de se compreender é que as pessoas sempre agem de acordo com seu nível de consciência (ou inconsciência). É possível desejar que alguém aja de modo diferente em relação a você, mas caso ele ou ela não consiga, é muito provável que era incapaz de fazê-lo.

Portanto, em vez de dizer que as pessoas são boas ou más, é mais preciso dizer que elas são ou conscientes ou inconscientes. Quando elas fazem algo horrível para você, é geralmente devido à falta de consciência delas, ou ao estado emocional negativo que elas se encontram no momento.

Infelizmente, muitas pessoas são profundamente condicionadas. A maneira como elas cresceram as levam a agir deste modo. As pessoas, geralmente, agem conforme os próprios pais, por isso é tão frequente ouvirmos de pessoas que foram abusadas por seus pais, se tornarem, em contrapartida, abusivas com seus próprios filhos.

Como Eckhart Tolle escreveu em seu livro, *O Poder do agora*:

> **"** *A mente, condicionada como é pelo passado, sempre busca recriar o que conhece e com o que está familiarizada. Mesmo que seja doloroso, ao menos é familiar. A mente sempre se apega ao que lhe é familiar. O desconhecido é perigoso porque ela não tem controle sobre ele. É por isso que a mente não gosta do momento presente e prefere ignorá-lo.* **"**

Em outras palavras, a natureza (inconsciente) da mente humana se apega a velhos padrões e recria-os. Olhe para seu histórico familiar e você provavelmente notará esses padrões. É possível perceber como as pessoas são condicionadas. Por isso, é tão difícil se libertar desses padrões preestabelecidos.

Eu costumava me ressentir com minha mãe por ela ser superprotetora. Eu a culpava por não motivar o meu crescimento, mas ao invés disso, as ações dela me deixaram mais fraco do que eu era. Talvez, por isso mesmo, eu tenha partido numa busca de desenvolvimento pessoal. Contudo, eu percebi que ela não tinha más intenções. Ela simplesmente queria o meu bem e fez o melhor que ela poderia ter feito.

A questão é, as pessoas fazem o que podem, com o que elas têm à disposição, de acordo com quem elas são e conforme elas foram condicionadas. Elas também cometem diversos erros. Todos nós cometemos. Isso é parte da nossa humanidade.

Uma das coisas mais absurdas que tentamos fazer como humanos é tentar mudar o passado. O que aconteceu no passado era para ter acontecido. Porque já aconteceu. A questão agora é, o que você vai fazer sobre isso?

Como lidar com o ressentimento

Para começarmos a liberar o ressentimento, vamos discutir a importância de:

> Mudar/reavaliar a sua interpretação;
> Confrontar a situação;
> Perdoar (libertar-se da identificação); e
> Esquecer (parar a repetição).

O ressentimento deriva-se da sua interpretação de algo que lhe ocorreu. Essa interpretação o faz sentir traído e assim você experimenta raiva, ou até um desejo de vingança. Ao reviver essa cena em sua cabeça, você permite que esse sentimento cresça e evitando confrontar a situação ou a pessoa envolvida, a emoção cresce.

A fim de evitar a consolidação desse ressentimento, é preciso reavaliar a sua interpretação do ocorrido, enquanto confronta a situação ou a pessoa que você ressente. Assim, você deve estar disposto a perdoar e liberar esse ressentimento. Por fim, deve escolher esquecer. O que representa parar de reviver essa cena na sua cabeça repetidamente.

1. Mudar/reavaliar a sua interpretação

Colocando as coisas em perspectiva, é preciso analisar a sua interpretação do ocorrido. É provável que tenha exagerado? É possível que tenha entendido errado? Pergunte-se, o que aconteceu exatamente. Assim que você excluir a sua interpretação, apenas os fatos restarão. Analisar o que realmente ocorreu pode lhe trazer outra percepção, permitindo substituir a sua atual interpretação por uma mais encorajadora.

2. Confrontar a situação

Caso o seu ressentimento esteja diretamente relacionado a alguém, talvez seja necessário ter uma conversa sincera com essa pessoa e contar como se sente.

Geralmente, o ressentimento se fortalece quando você não compartilha os seus sentimentos com a pessoa com que se ressente. Isso é provavelmente devido ao medo: medo de parecer vulnerável, medo de magoar a outra pessoa, ou medo de afetar negativamente o seu relacionamento com essa pessoa. Se você não pode falar diretamente com ela, uma alternativa é lhe escrever uma carta. Mesmo que não a envie, o simples ato de escrever pode ajudar a liberar um pouco desse ressentimento.

3. Perdoar

Agora que encontrou um modo de se expressar, você pode começar a perdoar. Você analisou os fatos e reavaliou a sua interpretação. Caso necessário, teve uma conversa sincera com a pessoa com quem ressente. Você fez o que podia ter feito e agora pode desapegar.

Pense nas consequências negativas criadas pelo ressentimento. Escreva como isso afeta a sua felicidade e a sua paz de espírito. Lembre-se de que o ressentimento é devido ao seu apego ao passado. O perdão é apenas uma reconexão com o que é real, o presente, enquanto esquece sobre o que não é real, o que já passou. Então, libere-o. Imagine como a sua vida seria e como você se sentiria assim que liberasse esse ressentimento. Faça agora mesmo. Então, deixe-o ir. Perdoe.

Lembre-se que o perdão é um ato de amor próprio. **Você perdoa não apenas por ter compaixão, mas porque valoriza a sua felicidade mais do que qualquer outra coisa.** Ao perdoar, você desapega de sua história e se distancia dos pensamentos relacionados a ela. Para libertar-se do ressentimento, você pode adotar o processo de cinco etapas apresentado na seção "Desapegando-se de suas emoções".

4. Esquecer

E, por fim, esqueça. Esquecer é parar de ter pensamentos de ressentimento e simplesmente seguir em frente. Quando surgirem esses pensamentos, deixe-os ir. Com o tempo eles perderão a força.

> **Praticando:** Conclua o exercício na seção correspondente no livro de exercícios (*Seção IV. Como usar as emoções para seu crescimento – Ressentimento*).

25. Inveja e ciúmes

Quando experimenta a inveja, você deseja algo que alguém possui, mas que não tem no momento. Nós todos sentimos inveja de tempos em tempos e isso não é algo pelo qual deveria se sentir culpado. Nesta seção, explicarei como a inveja funciona e trarei algumas soluções para lhe ajudar a lidar com ela.

Como usar a inveja em seu crescimento

A inveja é decorrente da sua crença de não ser bom o bastante. Ela vem da escassez. Você passa a desejar algo que uma pessoa possui acreditando que isso lhe preencherá. Do mesmo modo, você teme perder algo ou alguém que acha ser de sua propriedade.

A inveja pode lhe ajudar a conseguir o que deseja

A inveja pode fazê-lo perceber que você não está no caminho certo e, portanto, pode lhe ajudar a descobrir o que realmente quer. Por exemplo, em seu livro, O Poder dos Quietos, Susan Cain explicou que ela geralmente sentia inveja de seus amigos que eram escritores ou psicólogos. Curiosamente, mesmo ela sendo advogada na época, ela não sentia inveja de advogados bem-sucedidos, como a maioria de seus amigos juristas. Isso a levou a perceber que ela não desejava mais ser advogada. Como consequência, ela mudou de carreira e se tornou uma escritora.

Eu tenho uma experiência parecida. Enquanto eu era um consultor, eu não invejava ou admirava as pessoas bem-sucedidas em minha empresa. Por outro lado, em minha busca pelo desenvolvimento pessoal, eu desenvolvi inveja de blogueiros ou youtubers de sucesso na área de desenvolvimento pessoal. Eu, sinceramente, senti inveja de duas pessoas assim, e então percebi que elas faziam exatamente o que eu queria. E percebi o quão maravilhoso seria ajudar outras pessoas e contribuir para a sociedade enquanto estudo e cresço no decorrer. Por isso, eu criei um blogue e comecei a escrever os meus livros. Conforme você pode ver, a inveja, quando usada sabiamente, pode ser benéfica.

Exercício – Identifique de quem você sente inveja

Escreva de quem você sente inveja. Agora, o que isso quer dizer sobre você e sobre o que você quer da vida?

A inveja pode indicar uma mentalidade de escassez

Em outras situações, a inveja pode indicar que você segue padrões de uma mentalidade operando sob a escassez. Deixe-me compartilhar mais um exemplo da minha vida pessoal. Quando eu via autores *best-sellers*, eu, às vezes, me sentia invejoso. Eu sentia como se eles estivessem roubando o meu doce e que eu merecia tanto sucesso quanto eles. Eu não sinto orgulho desse fato, tampouco me culpo por isso.

O sentimento de inveja deriva-se da crença de que há apenas uma porção de sucesso disponível. Portanto, toda vez que alguém faz um pouco de sucesso, elas estão roubando a sua parte do todo. Surpreendentemente, não é isso que acontece com frequência. Na verdade, ocorre o oposto no caso dos escritores. Quanto mais um escritor consegue cooperar com outros, maiores suas chances de ter sucesso. Um escritor que tenta fazer tudo sozinho vai provavelmente falhar. Obviamente, que isso não se limita ao meio editorial. Mudar a sua mentalidade da competição para a cooperação pode lhe ajudar a sair de um sentimento de escassez e entrar em um sentimento de abundância.

Hoje em dia, quando vejo outros escritores tendo sucesso, eu lembro a mim mesmo de como essa é uma ótima notícia. Afinal, se eles conseguem, eu também consigo. E quanto mais sucesso os meus companheiros escritores fazem, mais capazes eles serão de me ajudar no futuro. Isso também é uma via de mão dupla. Quanto mais eu ajudar outros escritores a terem sucesso, mais capazes eles serão de ajudar outros no futuro. Segundo Zig Ziglar, "Você pode ter tudo o que desejar na vida, se você ajudar os outros a conseguirem o que desejam". Lembre-se de que o que as outras pessoas conseguem, você também consegue. Não se esqueça também de que o sucesso não é um recurso limitado.

Exercício – Cooperação em vez de competição

Recorde-se de um momento em que você sentiu inveja das conquistas de alguém. Agora, pergunte-se por que se sentiu dessa maneira. E, então, questione-se:

> Como seria apoiar essa pessoa?
> Como eu poderia cooperar com ela?
> Por que o sucesso dela é bom para mim?

O ciúme pode mostrar como resolver questões de autoestima

Talvez você tenha receio de ser traído por seu parceiro(a) ou de ser deixado por outra pessoa. Isso geralmente é decorrente da sua crença de não ser "bom o bastante" e da sua necessidade de se ter um parceiro para o "completar". Infelizmente (ou felizmente), do mesmo modo que não consegue controlar o que as pessoas pensam de você ou como elas se comportam, você, tampouco, pode controlar os pensamentos ou ações de seus entes queridos. Geralmente, é esse desejo de controlar o seu parceiro que os afasta. Enquanto sentir ciúmes de tempos em tempos é algo normal, se você for extremamente ciumento, é necessário analisar a si mesmo. As suas inseguranças e medos, em geral, surgem devido a uma falta de autoestima e do medo de que você não consegue ou não será amado.

Os ciúmes podem levar a alguns comportamentos:

> Tentar controlar o parceiro: quando fica conferindo o telefone e os e-mails de seu parceiro ou o impede de sair com os amigos.
> Testar o amor de seu parceiro: quando fica esperando que seu parceiro se comporte de determinada maneira, e quando

não o faz, você se sente traído. Isso é decorrente da crença de que não é preciso contar ao seu parceiro o que você quer ou deseja. Ele ou ela deve ser capaz de adivinhar.

> Imaginar coisas que não existem: quando cria todos os tipos de histórias na sua cabeça ao extrapolar os fatos.

Eu o convido a ler com mais calma a seção "Não sendo bom o bastante" para aprender a desenvolver uma autoestima mais saudável.

A inveja lhe recomenda que pare de se comparar aos demais

> *Um dos mais persistentes descontentamentos, compartilhados por milhões, é a ideia de que o próximo é mais feliz. Asseguro-lhe que não. Se vocês pudessem apenas perceber as mágoas secretas daqueles cujos sorrisos e atividades parecem indicar felicidade! Se pudessem apenas compreender com que fervor eles desejariam estar em outra situação, fazendo coisas diferentes, sendo outras pessoas.*
> — Vernon Howard, *O Poder Superior da Mente*

A inveja, geralmente, é uma consequência de uma comparação com outras pessoas. É importante perceber que esse tipo de comparação é com frequência autossabotadora e enviesada. Porque, na verdade, você compara maçãs a maçãs. Você olha para as realizações de seus amigos, mas se esquece de que isso é apenas parte de um todo. Enquanto eles podem se parecer felizes e bem-sucedidos na superfície, é bem possível que estejam infelizes ou até deprimidos. A questão é que em vez de supor que seus amigos são mais felizes, é melhor supor que você é tão feliz quanto eles.

Não obstante, evite comparar-se em áreas que os seus amigos parecem se sair melhor do que você. Talvez, você se foque no fato de que eles recebem mais, ou de que eles têm um parceiro enquanto se está solteiro. Ou talvez você os inveje por seus pontos fortes e capacidades. O problema aqui é falhar em fazer uma comparação de "maçã a maçã". Você rejeita seus próprios pontos fortes e suas próprias qualidades, o que o faz sentir-se não tão bom quanto eles.

E pior, você com frequência se compara a diversas pessoas ao mesmo tempo. Você olha para as áreas que elas são bem-sucedidas e, então olha para sua própria vida e se compara. Obviamente que o resultado não será promissor. Como é possível competir com os pontos fortes combinados de diversas pessoas! Você consegue perceber quão deturpada e irreal é esse tipo de comparação? Ainda assim, é uma dentre várias que fazemos, mesmo que inconscientemente.

O ponto é que se você sente inveja, é provavelmente porque entretém este tipo de comparação injusta. Em vez disso, porque não comparar o seu eu de "hoje" com o seu eu de "ontem"? Afinal, a única coisa possível é tentar ser melhor do que ontem, no mês passado, ou no ano passado. Porque todos começamos com circunstâncias, habilidades e personalidades diferentes, portanto não existe uma comparação "justa".

Exercício – Compare maçãs a maçãs

Esse exercício lhe ajudará a se comparar aos demais de modo mais justo.

Escolha alguém com quem você geralmente se compara. Escreva todas as coisas que você faz melhor do que essa pessoa.

> **Praticando:** Confira os exercícios na seção correspondente no livro de exercícios (*Seção IV. Como usar as emoções para seu crescimento – Inveja e Ciúmes*).

26. Depressão

> *A pior coisa sobre a depressão é que ela é viciante. Você passa a se sentir desconfortável quando não está mais deprimido. Você se sente culpado por estar feliz.*
> — Pete Wentz, Músico

A depressão não clínica ocorre quando você não está onde deseja em sua vida, você perdeu as esperanças do que poderia ser e não consegue aceitar isso. Isso pode acontecer após um acontecimento trágico em sua vida, ou de forma mais progressiva conforme algumas áreas de sua vida aos poucos vão se desfazendo. A depressão resulta-se de um sentimento de desolação em um ou mais aspectos em sua vida. A seguir alguns exemplos:

- Você perdeu o emprego e está sem esperanças de achar um que corresponda a suas expectativas.
- Você está doente e sem esperanças de se recuperar tão bem quanto gostaria.
- Você se divorciou e só pode ver seus filhos de vez em quando.
- Você tem poucas esperanças de achar um parceiro ideal.
- Você tem tantas dívidas que lhe parece impossível de quitá-las.
- Você sofreu uma perda drástica.

Ao passo que os acontecimentos acima sejam trágicos, a depressão pode também se desenvolver a partir de acontecimentos menos críticos e mais "comuns". Por exemplo, algumas pessoas podem passar muito tempo vivendo no passado ou se preocupando com o futuro que acabam por se deprimirem. Isso pode ocorrer mesmo que não tenham passado por acontecimentos significantes em suas vidas.

É preciso se recordar que a depressão, assim como os demais estados emocionais, não é boa nem ruim, é apenas uma emoção. Você não é a sua depressão. Você existe desde antes dela, você existe durante ela e, se tudo permanecer como as coisas são, você existirá depois dela.

A depressão é um processo ativo

Enquanto pode parecer que a depressão está acontecendo consigo, a verdade é que ela é criada pelos pensamentos negativos com os quais se identifica. Portanto, você tem certa responsabilidade na criação de sua depressão. Isso quer dizer que deve se culpar por se sentir deprimido? Claro que não. Jamais. Na verdade, você nunca deveria se culpar por qualquer emoção que sentir. Isso não faz sentido. O que quero mostrar é que, por ter desempenhado um papel ao criar o seu atual estado emocional, você também é capaz de se libertar. E isso é uma ótima notícia, não é?

Lembra-se da experiência em primeira-mão do Dr. David K. Reynolds sobre a depressão? Ele escreveu o seguinte:

> *A depressão pode ser criada ao sentar-se de modo desleixado na cadeira, com os ombros encurvados e cabeça cabisbaixa. Repita essas palavras diversas vezes: 'Não há nada que ninguém possa fazer. Ninguém pode ajudar. Está tudo perdido. Eu estou perdido. Eu desisto.' Balance a cabeça, suspire, chore. De modo geral, aja depressivamente que o sentimento genuíno logo se seguirá.*
> — DAVID K. REYNOLDS, CONSTRUCTIVE LIVING

A depressão de David K. Reynolds foi completamente criada por ele mesmo. Foi um processo ativo que incluiu a adoção de determinada linguagem corporal, a repetição de certas palavras e a predileção por certos pensamentos. Ele teve que agir de uma determinada maneira para se tornar depressivo.

A boa notícia é que por ter a capacidade de "criar" a depressão, você também tem a capacidade de se libertar dela. Contudo, quando se está em um estado emocional negativo como a depressão, é mais desafiador ignorar os pensamentos negativos e substituí-los por outros mais positivos. Até mesmo ter pensamentos positivos de gratidão, alegria ou felicidade, podem, a princípio, não ter a força esperada.

Porém, é possível que experimente outras emoções negativas, como a raiva por exemplo. É até possível ignorar a raiva a princípio. Até os seus amigos o encorajarão para tal, pois preferirão vê-lo quieto e deprimido, do que com raiva. Contudo, a raiva pode lhe ajudar a subir a escala emocional e assim superar a depressão. Tenha em mente que quaisquer emoções além da depressão podem lhe ajudar, assim como podem ensiná-lo a acolher qualquer estado emocional que lhe dê mais energia e, que desta forma, lhe impulsionará a subir a escala emocional.

David K. Reynolds também sugere que as emoções flutuam com o tempo até mesmo com pessoas deprimidas. Ele afirmou que: "Até na mais profunda depressão, há picos e ondulações de humores de certa forma mais leves." É possível aproveitar os momentos em que se sente um pouco melhor para tomar quaisquer medidas benéficas para você no momento.

Como usar a depressão para seu crescimento

A depressão é um indício de que você perdeu a sua noção com a realidade. Já percebemos que os humanos são algumas das poucas espécies que têm a capacidade de ficarem depressivos. Isso porque são os únicos que se perdem em suas próprias mentes e se tornam escravos dos pensamentos negativos e das histórias desencorajadoras.

A depressão é um sinal de que é preciso se afastar da sua própria mente, ao desapegar de preocupações sobre passado/futuro ou a sua interpretação de alguma situação, e se reconectar com seu momento presente. Ela pode ser um convite irrecusável para aprender a se libertar da identidade que você tem se apegado por tanto tempo. Essa identidade que o levou a acreditar que deveria estar fazendo certas coisas, ganhando certa quantia, adotando um estilo de vida determinado ou desenvolvendo uma certa posição na sociedade.

A depressão o convida a se reconectar com o seu corpo e com suas emoções, ao mesmo tempo que lhe desconecta de sua profusão mental.

Afinal, não foi a sua própria mente que criou a depressão? Algumas pessoas que experimentam luto, tristeza ou depressão costumam, com frequência, manterem-se ocupadas para evitar pensarem demais. Quando deprimidos, pensar demais raramente resolve alguma coisa. Você dificilmente conhece alguém superando a depressão apenas usando a cabeça.

Portanto, ao invés de pensar, reconecte-se com o seu corpo. A prática de exercícios é uma ótima forma de fazê-lo e já teve a sua eficácia comprovada na melhora de humor (confira na seção "As vantagens de se exercitar" para maiores informações).

Em alguns raros casos, a depressão grave pode separar as pessoas de suas mentes. Quando isso ocorre, a história delas simplesmente se esvai. Aparentemente, isso ocorreu com Eckhart Tolle, conforme ele comenta em seu livro O Poder do Agora. Ele teve um despertar súbito e sua mente parou. Segundo a descrição de sua experiência:

> *Foi uma transformação tão completa que esse 'eu interior' sofredor murchou imediatamente, como quando se tira o pino de um brinquedo inflável.*
> — ECKHART TOLLE

Em suma, a depressão lhe diz para você se livrar de seu ego e reconectar-se com a realidade. Ela o convida a sair um pouco mais de sua própria cabeça, que apenas revive o passado ou imagina o futuro, e assim viver mais no momento presente. É necessária a ajuda profissional nos casos de depressão mais grave, no entanto há algumas estratégias adotadas para lidar com casos mais leves:

Exercício – Reconecte-se com seu corpo e suas emoções

A fim de superar a depressão, é necessário, a princípio, que você fuja de sua própria mente. É mais fácil se "sentir" fora da depressão, do que "pensar" uma forma de sair dela. Eu me arriscaria a afirmar que a maioria das pessoas passa uns 90% de suas vidas em suas próprias cabeças. Os raros momentos de lucidez que experimentam ocorrem quando estão completamente cientes e presentes.

Por exemplo, essas pessoas não escutam os outros, mas elas:

> Julgam e interpretam o que elas dizem;
> Imaginam o que dirão a seguir;
> Perdem-se em seus próprios pensamentos.

Tudo isso acontece a nível "mental" e mostra como as pessoas não estão completamente presentes. Por elas viverem tanto no passado, quanto no futuro (na própria cabeça), elas experimentam inúmeras emoções negativas. A seguir algumas medidas que poderá tomar a fim de reconectar-se com seu corpo e as suas emoções:

Exercícios: Conforme já abordamos anteriormente, a prática de exercício é uma ótima maneira de acalmar a mente e de se conectar com o seu corpo, além de afetar positivamente o seu humor.

Meditação: A meditação é um método eficaz de observar a sua mente e interromper a identificação com certos pensamentos. A meditação é simplesmente uma ferramenta para lhe ajudar a se reconectar com a realidade ao observar os seus pensamentos, emoções e sensações ao invés de ser perder em sua própria cabeça.

Atividades: Manter-se ocupado pode ajudar a evitar pensar demais. Em vez de alimentar a sua depressão com pensamentos negativos constantes, concentre a sua atenção em alguma outra coisa.

Concentre-se em outros: Como já mencionado no livro de Dale Carnegie, Como evitar preocupações e começar a viver, Alfred Adler costumava dizer a seus pacientes melancólicos: "Você poderá estar curado dentro de catorze dias, se seguir esta prescrição: procure pensar, todos os dias, na maneira pela qual poderá agradar a uma outra pessoa." Se é ou não preciso, não sabemos, no entanto, concentrar-se em outras pessoas pode certamente lhe ajudar a esquecer os seus próprios problemas e se concentrar em algo mais positivo.

Procure ajuda profissional: As medidas citadas não substituem consultas com psicólogos, psiquiatras e terapeutas. Busque auxílio médico para diagnosticar e tratar a depressão.

Infelizmente, quando se sente deprimido, não há vontade alguma de fazer nada disso. Contudo, assim que você passa a se movimentar e segue se mantendo ocupado, a sua situação começa a melhorar e assim ficará cada vez mais fácil. Por isso, é importante dar um passo de cada vez.

Praticando: Confira os exercícios na seção correspondente no livro de exercícios (*Seção IV. Como usar as emoções para seu crescimento – Depressão*).

27. Medo/desconforto

> *"A vida sempre começa com um passo além de sua zona de conforto."*
> — Shannon L. Alder, Autora motivacional

Sempre que tentamos algo novo, sentimos ansiedade. Nós tememos o desconhecido. Por isso, gostamos de manter nossas rotinas diárias e de ficarmos dentro de nossas zonas de conforto. Do ponto de vista de nosso cérebro, isso faz total sentido. Se os nossos hábitos atuais nos permitem uma segurança e, consequentemente, evitam quaisquer ameaças a nossa sobrevivência (ou a do nosso ego), para que mudá-los? Isso demonstra o porquê de, geralmente, mantermos nossa rotina, ou termos os mesmos tipos de pensamentos. É por isso também que experimentamos muita resistência interna quando tentamos mudar a nós mesmos.

Portanto, quando tentamos ir além de nossas zonas de conforto, sentimos medo e apreensão. Agora, queremos ficar no mesmo ponto durante o resto de nossas vidas evitando tudo que é risco, ou queremos seguir nossos sonhos e ver o que nós somos realmente capazes de realizar? Nós temos de nos lembrar que a maioria de nossos medos é uma ameaça apenas ao nosso ego e não à nossa sobrevivência. Em geral, eles não são ameaças físicas, mas imaginárias. Se seguirmos vivendo assim, nos arriscamos a perder o que vida tem a nos dar e nos arrependeremos depois.

A seguir, alguns dos medos comuns que podemos experimentar:

Medo da rejeição: É o medo de ser rejeitado. Essa rejeição pode ser física vinda de um grupo específico, mas geralmente ele é mais sutil. Por exemplo, você teme:

> Fazer um comentário que as pessoas não aceitarão;
> Chamar alguém para sair e ser recusado;
> Mostrar o seu trabalho e receber críticas.

Medo de falhar: É o medo de falhar. Ele geralmente deriva-se de um medo mais profundo, o de não ser bom o bastante. Por exemplo, você teme ser ridicularizado e acredita que aquela falha destruirá a sua autoestima.

Medo de perder: Os seres humanos têm uma aversão a perdas e é por isso que geralmente estamos mais motivados em evitar uma perda do que para garantir um ganho.

Medo de atrapalhar: É o medo de atrapalhar ou perturbar as pessoas. Talvez por causa de sua crença de não se sentir importante o bastante. Como consequência, você pode se sentir relutante em se posicionar por medo de parecer egoísta.

Medo do sucesso: É o medo de se ter sucesso. É quando você se preocupa se será ou não capaz de manter isso com toda a pressão adicional colocada sobre si mesmo.

Como usar o medo para o seu crescimento

O medo de algo novo, em geral, é um indicador de que você deve ir em frente e fazer de qualquer maneira. Isso demonstra uma ótima oportunidade para o seu crescimento pessoal. O medo, como qualquer outra emoção, existe apenas na sua cabeça. Por isso que às vezes nos sentimos uns tolos quando realizamos algo que temíamos começar antes.

As pessoas que conseguem atingir seus objetivos mais loucos conseguiram fazê-lo por terem se disposto a deixar as suas zonas de conforto. Com o tempo, elas aprenderam a se sentirem confortáveis com o desconfortável. Imagine algo que você antigamente temia fazer, mas que hoje não tem mais tanta importância. Por exemplo, eu aposto que você teve medo na primeira vez que dirigiu, ou no seu primeiro dia de trabalho. Agora, você já não se acostumou com isso?

A verdade é que as pessoas possuem uma incrível capacidade de aprendizado. A solução é se acostumar aos poucos com o sentimento de desconforto. Ao não encarar os seus medos com uma certa frequência você acaba limitando imensamente o seu potencial de desenvolvimento.

Ficar na sua zona de conforto também pode reduzir a sua autoestima, pois na sua cabeça, você sabe que não está fazendo o que deveria.

Há uma lei na natureza: as coisas crescem ou morrem. Isso vale para os seres humanos. Quando os humanos não saem de suas zonas de conforto, eles passam a morrer por dentro. Não deixe isso acontecer consigo. Como Benjamin Franklin disse: *"Algumas pessoas morrem aos vinte e cinco anos e não são enterradas até os setenta e cinco."* Certifique-se de não se incluir no "Algumas pessoas"!

Partindo para ação

O primeiro passo para sair da sua zona de conforto é perceber que até a pessoa mais bem-sucedida no mundo sente medo. A coragem não é ausência de medo, é o ato de agir *apesar* do medo. A coragem é perceber que o medo não irá embora e, portanto, você tem que fazer o que precisa fazer de qualquer maneira. **Sem medo, não há coragem.** Conforme enfrenta o seu medo com uma certa frequência, você cria coragem e a transforma em um hábito.

Você não precisa evitar o medo ou se entorpecer antes de agir. Em vez disso, aceite o fato de que o medo não irá embora e se acostume com ele. Então, decida agir.

Exercício – Saia da sua zona de conforto

Para começar a sair de sua zona de conforto, pergunte-se: "O que eu deveria estar fazendo, mas que o medo me fez adiar?" Assim que realizar isso, você provavelmente sentirá um orgulho e uma sensação de estar vivo. Isso prova que você está no caminho certo. Entenda como uma recompensa que o seu cérebro lhe dá por ter saído de sua zona de conforto.

> **Praticando:** Confira os exercícios na seção correspondente no livro de exercícios (*Seção IV. Como usar as emoções para o seu crescimento – Medo/Desconforto*).

28. Procrastinação

> *Apenas deixe para amanhã o que você estiver disposto a deixar inacabado ao morrer.*
> — **Pablo Picasso**

A procrastinação é uma questão puramente emocional. Enquanto há técnicas para lidar com a procrastinação, na maior parte das vezes, aprender a gerenciar melhor as suas emoções de forma apropriada é a chave para superar a sua tendência de protelar as suas ações.

Por que você procrastina

Há diversos motivos para as pessoas procrastinarem. A seguir alguns exemplos:

- A tarefa é chata;
- A tarefa é vista como sem importância;
- A tarefa é muito desafiadora (ou percebida assim);
- Você teme fazer um péssimo trabalho;
- Você costuma ser preguiçoso.

Imagine se a tarefa fosse muito divertida, percebida como importante e tão fácil que seria impossível falhar, você ainda assim iria procrastinar?

Eu acredito que o medo é o principal motivo para as pessoas procrastinarem. Com medo de fazerem um péssimo trabalho, as pessoas adiam uma tarefa. Enquanto se convencem de que a tarefa não é urgente ou importante, ou que estão cansadas demais, a verdade, na maioria dos casos, é de que elas têm medo.

Perceba que a procrastinação não é um indicador de que ou você é preguiçoso ou de que há algo errado consigo. Nós todos procrastinamos. Contudo, se você sofre com frequência com isso, é possível que tenha algumas questões de autoestima ou lhe falte uma autodisciplina.

Como usar a procrastinação para seu crescimento

A procrastinação pode sugerir que você acredita demasiadamente no que a sua mente lhe diz. Em vez de controlar a sua mente, você se tornou escravo dela. Isso por fim lhe custa:

> Não ter a vida que deseja;
> Não conseguir realizar seus sonhos;
> Experimentar uma baixa autoestima e sentimento de culpa e tristeza.

Lembre-se que quando a sua mente lhe disser: "Você está cansado, vá descansar", ou "Deixa para amanhã", tais pensamentos não são ordens. Você não precisa seguir. Você não é as suas emoções. Tampouco a sua própria mente. Não importa o que vier na sua cabeça, você pode escolher aceitar ou ignorar.

Por ora, eu gostaria de compartilhar um processo de 16 etapas que lhe ajudarão a superar a procrastinação. Não se preocupe, não é tão complicado quanto parece.

Como acabar com a Procrastinação em 16 etapas simples

1. Entenda o que está por trás da procrastinação.

A primeira etapa é entender por que você procrastina. Conforme já discutimos antes, há motivos específicos por trás da procrastinação. Geralmente, ela tem a ver com o medo, e a mente lhe diz que a melhor maneira de se evitar o medo é fazendo absolutamente nada. Em outras palavras, procrastinar. Outro motivo para você procrastinar é a dificuldade da tarefa. Afinal você quer evitar sentir dor e aumentar o seu prazer. É assim que o cérebro funciona. Você pode procrastinar por lhe faltar motivação. Isso acontece quando a tarefa em que você trabalha não faz parte de algo que lhe importa ou o empolga. Se lhe falta motivação, pergunte-se o motivo. Então, considere as seguintes soluções:

> Delegue a tarefa;
> Elimine a tarefa;
> Reformule o modo como você percebe a tarefa para dá-la uma importância maior (e mais excitante);
> Reestruture a tarefa para que ela fique mais fácil;
> Apenas comece (confira a etapa 13).

Passe um tempo identificando todos os motivos por trás de sua procrastinação. Seja o mais sincero consigo mesmo.

2. Recorde-se do custo de procrastinar

A procrastinação não é um problema pequeno e ela vem acompanhada de graves consequências.

> A consequência direta da procrastinação é que você conquistará bem menos do que conseguiria em seu tempo na Terra.
> A consequência indireta da procrastinação é que ela o faz sentir-se mal consigo mesmo. Você pode se culpar por não fazer o que deveria estar fazendo, diminuindo assim a sua autoestima e criando preocupações desnecessárias.

Exercício – o custo da procrastinação

Agora, pegue uma folha de papel e escreva tudo que a procrastinação já lhe custou.

Como ela afeta a sua paz de espírito? E a sua autoestima? A sua capacidade de conquistar os seus sonhos? Quanto mais cansado de procrastinar, mais fácil será fazer algo sobre isso.

3. Descubra a sua história

A terceira etapa para superar a procrastinação é identificar a história por trás dela. O que você está contando para si mesmo quando sente a vontade de procrastinar? Quais pensamentos passam pela sua cabeça? Quais desculpas você utiliza? Algumas desculpas mais comuns são:

> Estou muito cansado;

> Eu faço amanhã;

> Eu farei um péssimo trabalho; e/ou

> Não é tão importante assim.

Vamos solucionar algumas dessas desculpas agora mesmo.

Estou muito cansado

Pode até ser verdade, mas se deve entender que você não é a sua mente. Não é preciso escutar tudo que ela diz. O *Navy SEAL*, David Goggins, utiliza a regra dos 40%. Essa regra diz que mesmo não conseguindo mais, você estará apenas usando 40% da sua capacidade cerebral. A questão é que há grandes reservas de energia, as quais você pode recorrer quando estiver cansado. Portanto, trabalhar duas horas no seu negócio extra após o trabalho não o matará.

Eu farei um péssimo trabalho

Se você programa uma tarefa para hoje, isso significa que crê ser possível realizá-la. Portanto, o medo de fazer um péssimo trabalho não é uma questão aqui. Afinal, se você acha que fará um péssimo trabalho hoje, o que o faz pensar que amanhã fará um trabalho melhor? Nada. Isso é apenas uma história que conta para si mesmo.

Eu faço amanhã

Deixar algo para amanhã pode não ser tão importante assim. Contudo, se não consegue se disciplinar para finalizar as tarefas de hoje, quais são as chances de você projetar a sua vida ideal no futuro? Lembre-se de que disciplinar-se para concluir uma tarefa à sua frente é, afinal, o que lhe permitirá planejar o seu futuro. Tempo, esforço e autodisciplina são necessários para se criar algo valioso em sua vida.

Não é tão importante assim

Mesmo que seja verdade, ao não concluir uma tarefa que programou você cria um ciclo aberto. Então, em algum lugar na sua cabeça você sabe que ainda precisa concluí-la. Se continuar adiando as tarefas, logo passará a perder a motivação. Em algum momento, você por fim se sentirá parado no mesmo lugar sem saber o motivo.

Exercício – Escreva as suas desculpas

Comece a se tornar consciente das desculpas que você dá. Escreva-as e, então, solucione-as uma a uma. Elas o controlam porque você permite. Comprometa-se a solucioná-las.

4. Reescreva a sua história

Analise as suas desculpas. Você está muito cansado? Está sem tempo? Está tentando fazer tudo perfeitinho? Agora que identificou a sua história, crie uma mais encorajadora para neutralizar as velhas desculpas. Veja os exemplos abaixo:

> - Eu não tenho tempo para isso → Eu encontro e crio tempo para fazer o que eu me comprometi a fazer.
>
> - Estou muito cansado → Eu tenho controle sobre minha mente e tenho mais energia do que imaginei. Quando eu programo uma tarefa, eu a concluo.

Então, crie afirmações ou mantras acerca de sua nova história. Repita-as para si mesmo todas as manhãs e no decorrer do dia até se tornarem parte de sua identidade. Lembre-se de que a procrastinação é um hábito. Você quer reprogramar a sua mente e implementar um novo hábito: o de trabalhar em suas tarefas conforme a programação, querendo isso ou não. (Para mais informações, confira a seção "Condicionando a sua mente").

5. Esclareça os "motivos"

A procrastinação geralmente é devido à falta de motivação. Quando você se empolga por um objetivo, você não foge dele, não é? Não. Você mal pode esperar para começar!

Analise as tarefas que você adia com frequência. Por que isso acontece? Como você pode torná-las mais interessantes para assim se sentir mais motivado? É possível ajustar essas tarefas? É possível aprender algo com elas? Você consegue se imaginar orgulhoso de si mesmo por tê-las concluído?

Quanto mais forte for o motivo, o seu "porquê", mais fácil será para superar essa tendência a procrastinação.

6. Identifique o que o distrai

A próxima etapa é identificar todas as coisas que o distraem. Como você procrastina? Você sai para caminhar? Fica assistindo vídeos no YouTube? Vai beber um café? Ou talvez, fica lendo livros sobre como superar a procrastinação.

A menos que esteja ciente de como a procrastinação se manifesta em sua vida, você terá muitas dificuldades em superá-la.

Exercício – faça uma lista de todas as formas de procrastinação

Tire uns minutos e escreva com o auxílio de seu livro de exercícios todas as formas de procrastinação.

7. Fique com a vontade

Quando sentir uma vontade de *insira aqui a sua distração*, fique com essa emoção. Como você se sente? Permita-se sentir essa emoção. Não se julgue. Não culpe a si mesmo. Apenas aceite. Desta forma, você ganhará mais controle sobre a sua mente. (Confira o capítulo "Desapegando-se de suas emoções" para mais informações).

8. Registre tudo o que faz

Para avaliar a sua produtividade e reunir as suas percepções sobre como procrastina, registre tudo que faz em um caderno. Faça isso por uma semana. Toda vez que mudar de uma atividade para outra, escreva. Certifique-se de escrever quanto tempo passou fazendo cada tarefa.

Ao final da semana, você terá uma noção de quanto tempo gastou fazendo a tarefa "de fato" e quanto tempo passou se distraindo. Cuidado, poderá se surpreender.

9. Defina um propósito claro por trás de tudo que faz

Antes de trabalhar em uma tarefa, certifique-se de que sabe exatamente o que precisa ser feito. Pergunte-se, o que estou tentando realizar aqui? Qual será o resultado final? Deste modo, você evitará que sua mente crie desculpas.

10. Prepare o seu ambiente

A sua mente não gosta do que é difícil. Ela quer as coisas fáceis. Portanto, assegure-se de remover qualquer atrito ou obstáculo para que possa trabalhar imediatamente em sua tarefa. Por exemplo:

> Se você quer correr, prepare o seu equipamento de corrida e deixe-o ao lado da cama, para que possa correr assim que acordar (claro que após um aquecimento).

> Para as tarefas em computadores, retire todas as distrações de sua mesa e assegure-se de conseguir acessar todos os arquivos necessários imediatamente.

11. Comece aos poucos

Em vez de colocar uma grande pressão sobre si mesmo, por que não começar aos poucos? Ao invés de escrever duas páginas de manuscrito, talvez você consiga escrever um parágrafo. Ao invés de se exercitar por uma hora, por que não começar com uns cinco minutos? Fazer pequenas tarefas pode lhe ajudar a superar a procrastinação. Não somente, mas isso pode se tornar uma força motriz. Então, sempre que tiver essa oportunidade, certifique-se de começar aos poucos para reduzir a pressão.

12. Crie breves conquistas

Enfrentar tarefas desafiadoras todos os dias acabará com a sua motivação e lhe direcionar ao fracasso. Aprenda a reduzir as suas tarefas e definir pequenas conquistas, de modo que as consiga mais facilmente. Isso irá:

> Permitir que você crie o hábito de concluir completamente as suas tarefas;

> Aumentar a sua autoestima conforme acumula rápidas vitórias;

> Reduzir a vontade de procrastinar.

Defina todos os dias pequenos objetivos e realize-os de modo consistente por algumas semanas. Assim você aumentará a sua autoestima e estará mais apto para concluir tarefas desafiadoras no futuro. Lembre-se de que a conclusão de suas tarefas é um hábito, e como qualquer outro hábito, ele pode ser praticado e aprendido.

13. Apenas comece

Com frequência, quando começa a trabalhar em uma tarefa, você entra no que chamamos de "fluxo" e as coisas ficam mais fáceis. Nesses momentos, você fica tão concentrado na tarefa que a motivação nem se torna mais um problema.

A melhor forma de entrar no "estado de fluxo" é começando. Para facilitar, decida trabalhar em uma tarefa por apenas cinco minutos e veja o que acontece. Retire quaisquer pressões ou desejo de ter um bom desempenho e permita-se fazer um trabalho mediano ou ruim. Você provavelmente terminará trabalhando na tarefa por mais tempo do que o planejado. Perceba que ao dar mais atenção do que o necessário para aquela tarefa, mais rapidamente você entrará no fluxo.

Além disso, você pode adotar a **Regra dos 5 Segundos** apresentada por Mel Robbins em seu livro, O Poder dos 5 Segundos. Essa regra determina que você apenas tem cinco segundos para decidir agir antes que sua mente o faça desistir. (Para saber mais sobre a **Regra dos 5 Segundos**, confira a seção "Condicionando a sua Mente").

14. Crie hábitos diários para lhe ajudar

Caso tenha a tendência a procrastinar em tarefas importantes, comprometa-se a trabalhar nelas logo pela manhã. Por exemplo, se você precisa escrever um livro, comece escrevendo assim que acordar. Comece aos poucos. Defina um pequeno objetivo de escrever cinquentas palavras ao dia e faça-os todas as manhãs. Conforme segue a sua programação, você desenvolverá um hábito de escrita e tornará a procrastinação cada vez menos provável.

15. Use a visualização

Você também pode utilizar o método de visualização para lhe ajudar a superar a procrastinação. A seguir, há dois modos específicos para tal:

1. Visualize a si mesmo fazendo a tarefa: Veja a si mesmo ligando o computador, abrindo o arquivo e escrevendo. Imagine-se colocando seus tênis de corrida e indo correr. Esse tipo de visualização aumenta as chances de você trabalhar em sua tarefa. Experimente.

2. Visualize a si mesmo já com a tarefa concluída: Como você se sentiria ao terminar a tarefa? Livre? Feliz? Orgulhoso? Agora,

sinta do mesmo modo que se sentiria com a tarefa já concluída. Assim, você experimentará um gás em sua motivação que o encorajará a trabalhar em sua tarefa.

16. Comprometendo-se

Caso você tenha dificuldades em concluir uma tarefa, é necessário que estabeleça certo comprometimento. Quando eu sinto vontade de procrastinar, eu envio uma mensagem a um amigo e digo que eu preciso concluir uma determinada tarefa até uma data específica.

Outra forma de se comprometer é ter um parceiro a quem se reportar com frequência. Você pode conversar com ele ou ela uma vez na semana e compartilhar a sua lista de objetivos. Você pode analisar as tarefas importantes que gostaria de adiar e definir um prazo para cada uma. Então, poderia enviar um e-mail ao seu parceiro ao concluir uma tarefa.

Se você seguir esse processo de 16 etapas, você será capaz de superar ou, ao menos, reduzir radicalmente a sua tendência à procrastinação.

> **Praticando:** Siga o processo de 16 etapas utilizando a seção correspondente no seu livro de exercícios (*Seção IV. Como usar as emoções para seu crescimento –Procrastinação*).

29. Falta de motivação

> *" As pessoas costumam dizer que a motivação não dura. Bem, nem os banhos, por isso recomenda-se diariamente. "*
> — Zig Ziglar, Vendedor e palestrante motivacional

A falta de motivação é, em geral, um indício de que você não possui uma determinação firme. As pessoas mais determinadas raramente ficam desmotivadas. Ao passo que elas podem ter alguns empecilhos e se sentirem frustradas ou até um pouco depressivas, elas tendem a se recuperar mais rapidamente ao lembrarem-se de sua determinação.

A falta de motivação também pode indicar que você "não está seguindo sua felicidade". Mostrando que o que você quer e o que você é não estão alinhados. A palavra "entusiasmo" deriva-se do grego e significa "inspiração divina". Caso lhe falte motivação, é provável que você tenha perdido contato com a sua própria essência.

Eu jamais ouvi de um ganhador do prêmio Nobel se aposentando mais cedo por estar entediado. Na verdade, a maioria deles trabalha até morrer. Isso porque eles têm um propósito claro. Do mesmo modo, eu nunca vi bilionários vendendo suas empresas para se aposentarem e viverem em uma ilha paradisíaca. Eles podem até tentar, mas logo percebem o quão monótonas suas vidas ficam.

A questão é que não lhe falta completamente a motivação, você apenas não está fazendo o que você realmente quer. Você não se alongou o suficiente e não gerou a determinação que o inspira. Talvez você esteja preso naquele emprego que lhe entedia até a alma. Ou está em seu trabalho atual por causa do dinheiro, ou para atender aos desejos de seus pais. Então, não admira a sua falta de motivação. Felizmente, é possível ter a sua motivação de volta.

Como usar a motivação (ou a falta dela) para seu crescimento

Uma falta de motivação indica uma necessidade de projetar uma vida que esteja mais a par com quem você é. Isso significa ter um conhecimento mais profundo sobre seus pontos fortes, a sua personalidade e as suas preferências, enquanto se assegura de impulsioná-los diariamente.

Conhecendo seus pontos fortes

Quando passa a maior parte de seu dia fazendo coisas que não são seu forte, como você se sente? Provavelmente, sem muita motivação. Infelizmente, muitas pessoas estão presas a trabalhos que não as permitem usarem seus pontos fortes. Como resultado elas seguem se esforçando e se perguntando se é o destino delas sofrerem assim pelos próximos quarenta anos. Eu já experimentei em primeira-mão a diferença entre trabalhar em algo que você não gosta e em trabalhar em algo que você adora e se sente bem. Eu posso comprovar que é extraordinário o nível de motivação e energia quando fazemos algo que nos faz bem.

Já percebeu que você tende a gostar das coisas em que é bom? Pode não ser necessariamente uma tarefa que tenha gostado de fazer, mas receber um feedback positivo lhe dá uma sensação de orgulho e o deixa bem consigo mesmo. Agora, se for constantemente lembrado de que não está fazendo um bom trabalho, você ainda gostaria dessa mesma tarefa?

A questão é que você é bom nas coisas que gosta de fazer. Assim que identificar as tarefas em que é bom e passar o tempo que for necessário com elas, você se sentirá mais motivado. É até possível gostar de tarefas que você jamais imaginou gostar, somente por ser bom nelas.

Para ser capaz de se concentrar em seus pontos fortes, é provável que tenha que reformular a descrição de seu trabalho atual, mudar de cargo dentro da mesma empresa ou mudar completamente de carreira. Lembre-se, se cada segundo é uma luta, você provavelmente não está fazendo o que gosta. Você tem pontos fortes e seu trabalho é encontrá-los.

Conhecendo a sua personalidade

De certa forma está relacionado ao tópico anterior, pois a sua personalidade parcialmente determina no que você é bom. Por exemplo, se você é uma pessoa introvertida, é bem provável que opte por carreiras diferentes do que se fosse extrovertida. Você pode escolher passar mais tempo sozinho ou em grupos menores e assim ficar longe de trabalhos que exijam uma interação com clientes no decorrer do dia. É até possível que tenha um desempenho melhor em um ambiente mais silencioso.

Seus principais valores também afetam o seu nível de motivação. Talvez, a independência seja algo vital a você. Caso seja, trabalhar de forma autônoma pode ser uma ideia melhor do que ter um emprego de carteira assinada. Ou então você gosta de novidades e deseja aprender constantemente. Se sim, fazer um trabalho repetitivo pode não lhe trazer tanta satisfação.

Conhecendo o que o motiva

Às vezes a sua falta de motivação deriva-se de um objetivo que não o inspira. Embora o objetivo seja algo que realmente deseja, a forma como você o imagina, ou trabalha nele, não está o motivando.

Digamos que você deseja perder peso. Se nenhuma das razões por trás de seu objetivo lhe tocarem a nível emocional, você jamais se sentirá motivado e terá grande dificuldades em alcançar esse objetivo. Portanto, o seu trabalho é saber o que a perda de peso *lhe* trará. Pergunte-se *por que* você quer perder peso. Continue se perguntando até encontrar um motivo que reverbere a nível emocional. Lembre-se, raramente alguém perde peso porque é a "coisa certa" a fazer. Você quer perder peso para que possa se sentir de uma determinada maneira. E esse é o motivo pelo qual deseja perder peso, e é preciso encontrá-lo caso queira ter sucesso.

Agora, você também pode se perguntar por que você *não quer* perder peso. Isso pode lhe ajudar a descobrir alguns motivos pelos quais você tinha tantas dificuldades em emagrecer. Se você come compulsivamente porque o faz sentir-se melhor, é preciso se perguntar por quê? É um costume? É por estar estressado? É por causa de seu ambiente? É um modo de escapar de alguma coisa?

É importante saber o motivo por trás de algo que faz. Assim que tiver um motivo importante, quem sabe o que você poderá conquistar?

A motivação vem e vai

Vale mencionar que não é preciso se sentir motivado o tempo todo. A motivação vem e vai. Não há necessidade de se culpar quando não estiver inspirado. Para lhe ajudar a agir quando lhe faltar motivação, é importante:

- Ter um sistema que lhe permite acompanhar os seus objetivos;
- Construir a autodisciplina necessária para fazer as coisas mesmo quando não sentir vontade;
- Ter compaixão e amor por si mesmo em vez de se culpar por tudo que der errado em sua vida.

Colocar um sistema em prática estabelece uma rotina diária que favorece a sua dedicação em direção ao seu objetivo. Por exemplo, você pode trabalhar em uma tarefa por um tempo assim que acordar pela manhã. Manter-se nesse ritual todos os dias é uma forma de criar uma certa autodisciplina. Outro modo é definir pequenos objetivos todos os dias e realizá-los. Ter autocompaixão é um modo de encorajar a si mesmo em vez de se culpar.

Para saber mais sobre a criação de um ritual matutino, você pode conferir em meu livro, *Wake Up Call: How to Take Control of Your Morning and Transform Your Life*.

Sentindo-se parado no mesmo lugar

De vez em quando você se sente parado no tempo. Não tem motivação para nada, ou sente-se extremamente sobrecarregado e sem necessariamente saber o porquê. Provavelmente isso resulta de muitos ciclos abertos em sua vida, ou de ter procrastinado em uma tarefa importante. Vejamos o que pode ser feito para se libertar.

Um processo de três etapas para se libertar

Sempre que se sentir parado no tempo, tente adotar esse processo de três etapas:

1. Faça uma lista com todas as tarefas a serem feitas.
2. Identifique aquela que você tem adiado.
3. Conclua essa tarefa.

Geralmente, há uma tarefa específica que você tem adiado por um tempo. Enquanto a tarefa em si pode não ser necessariamente difícil, assim que comprometer-se a realizar, você se sentirá melhor consigo mesmo e enfim terminará outras tarefas. Como consequência, desenvolverá uma força motriz e assim conseguirá se libertar. Caso não consiga trabalhar naquela tarefa específica, comece por outra menos desafiadora. Isso também lhe ajudará nessa questão.

Fechando ciclos abertos

Se você tem adiado muitas tarefas ou possui muitos projetos inacabados, é recomendável:

1. Fazer uma lista de todas as tarefas ou projetos que deseja finalizar.
2. Definir um período específico para realizá-los. Talvez algumas horas sejam necessárias para finalizar muitas dessas tarefas. Ou talvez até mais. Se for assim, tire um tempo maior para isso.
3. Para projetos maiores, durante os próximos dias ou semanas, dê sua completa atenção a um projeto de cada vez até concluí-lo.
4. Reorganize, delegue ou abandone alguns de seus projetos.

Praticando: Confira os exercícios na seção correspondente no livro de exercícios (*Seção IV. Como usar as emoções para o seu crescimento – Falta de motivação*).

Referências

BLANTON, Brad. **Radical honesty**: how to transform your life by telling the truth. Plano, Texas: Sparrowhawk Press, 2005.

BRANDEM, Nathaniel. **A autoestima e seus seis pilares**. The six pillars of self-esteem, no original. Tradução de Vera Caputo. São Paulo: Saraiva, 2002.

CARNEGIE, Dale. **Como evitar preocupações e começar a viver**. How to stop worrying and start living, no original. Tradução de Breno Silveira. São Paulo: Companhia Editora Nacional, 2002.

DETHMER, Jim; CHAPMAN, Diana; KLEMP, Kaley. The 15 commitments of conscious leadership: a new paradigm for sustainable success. US: Conscious Leadership Group, 2015.

DWOSKIN, Hale; CANFIELD, Jack. The Sedona Method. UK: Element, 2016.

GILBERT, Dan. Dan Gilbert pergunta: por que somos felizes? Ted Talk, fev. 2004. Disponível em: https://www.ted.com/talks/dan_gilbert_asks_why_are_we_happy?language=pt-br. Acesso em: jul. 2019.

HICKS, Esther; HICKS, Jerry. **Peça e será atendido**. Ask and it is given: learning to manifest your desires, no original. Tradução de Marilena Moraes, Regina da Veiga Pereira e Rosane Neves. Rio de Janeiro: Sextante, 2016.

HOWARD, Vernon. **O poder superior da mente**. The power of supermind, no original. Rio de Janeiro: Record, (c1967).

KHALSA, Gurucharan Singh; BHAJAN, Yogi. **Breathwalk**: breathing your way to a revitalized body, mind and spirit. New York: Harmony, 2008.

MELLO, Anthony de. **Awareness**: the perils and opportunities of reality. New York: Image, 1992.

REYNOLDS, David K. **Constructive living**. Honolulu: University of Hawaii Press, 1984.

SORENSEN, Marilyn; ZWICKER, Barrie. **Breaking the chain of low self-esteem**. [s.l.; s.n.; s.d.].

SWAMI, Om. **A million thoughts**: learn all about meditation from the himalayan mystic. [s.l.]: Black Lotus, 2016.

TOLLE, Eckhart. **O poder do agora**. The power of now: a guide to spiritual enlightenment, no original. Tradução de Iva Sofia Gonçalves Lima. Rio de Janeiro: Sextante, 2010.

Livro de
exercícios práticos

Parte I. O que são as emoções

Os vieses em relação à negatividade

Encontre **um** exemplo de uma ameaça imaginária resultante do seu mecanismo de defesa. Você consegue notar como a sua mente funciona? Sinta-se à vontade para descrever esse exemplo a seguir:

_____

_____

_____

Felicidade

Identifique as coisas que lhe fornecem as suas doses de dopamina (TV, videogames, jogos de azar, redes sociais, etc.). Escreva-as abaixo:

_____

_____

_____

Quais dessas atividades você é mais "viciado"? Qual atividade, caso você precisasse parar por um tempo, sentiria mais falta? Escreva:

_____

_____

_____

A natureza do ego

Anote as coisas com as quais você mais se identifica (seu corpo, seus relacionamentos, seu país, sua religião, seu carro, etc.):

_____

_____

Em uma escala de 0 a 10 o quão verdadeiras são as seguintes afirmativas?

O meu ego tende a equivaler *ter* com *ser*.

0									10

O meu ego vive através de comparações.

0									10

O meu ego nunca está satisfeito.

0									10

O meu ego precisa da aprovação de outras pessoas para se sentir valorizado.

0									10

Eu aumento o meu valor ao tentar me associar com pessoas inteligentes ou famosas.

0									10

Eu gosto de fofocas.

0									10

Eu tenho um complexo de inferioridade.

0									10

Eu tenho um complexo de superioridade.

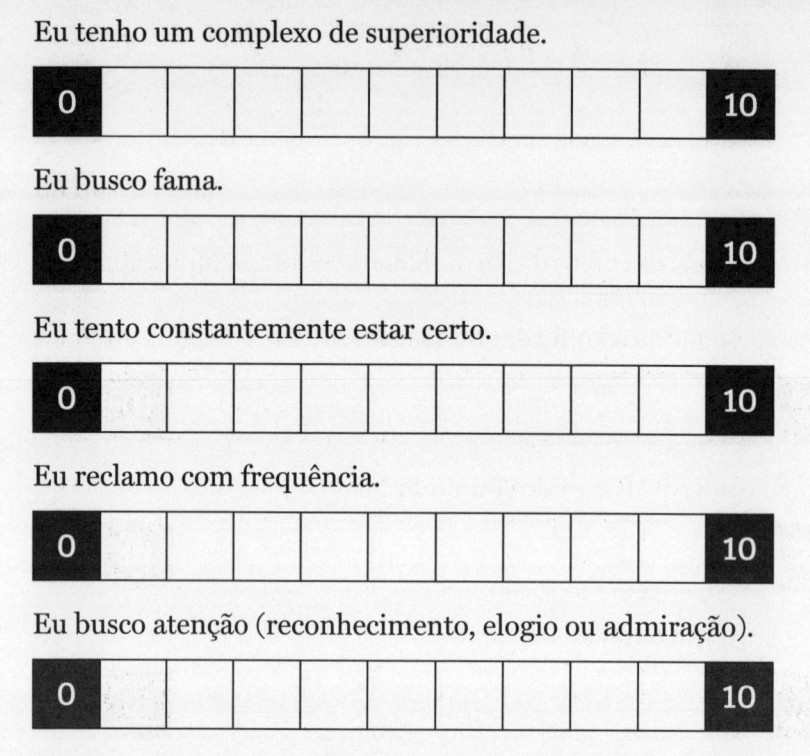

0									10

Eu busco fama.

0									10

Eu tento constantemente estar certo.

0									10

Eu reclamo com frequência.

0									10

Eu busco atenção (reconhecimento, elogio ou admiração).

0									10

Como o ego afeta as suas emoções? Escreva alguns exemplos de como o seu ego gera emoções negativas. Tente ser o mais específico possível.

O que você poderia fazer sobre isso?

A natureza das emoções

Para lhe ajudar a compreender a natureza das emoções, concentre-se em apenas uma emoção específica durante esta seção.

Tire alguns minutos para conferir os 10 passos seguintes ao visualizar cada um deles em sua mente. Caso ajude, feche os olhos durante.

Passo 1. Escolha uma emoção negativa que você experimentou recentemente.

A minha emoção negativa: _____

Passo 2. Reconheça que essa emoção não é ruim. Veja como ela vem e como ela vai, ela não é você.

Passo 3. Lembre-se daquela emoção e perceba que ela não se encontra na sua atual realidade.

Passo 4. Pergunte-se o que você pode aprender com essa emoção. O que ela está tentando lhe dizer e como você pode usá-la para o seu próprio crescimento?

Passo 5. Perceba como as emoções negativas afetam todas as suas experiências, até mesmo o fazendo acreditar que você jamais sairá desse estado emocional.

Passo 6. Recorde-se como você sentiu a necessidade de se identificar com essa emoção negativa e/ou com a história atrelada a ela. Vislumbre a ideia de que você poderia ter se distanciado dela.

Passo 7. Lembre-se de como essa emoção negativa parecia diminuir a sua perspectiva e limitar o seu potencial.

Passo 8. Veja como você estava atraindo ainda mais emoções negativas.

Passo 9. Perceba como você gerou um sofrimento mental a partir do seu próprio julgamento sobre aquela emoção.

Passo 10. E, finalmente, perceba que a sua emoção negativa existe apenas na sua cabeça, e que na realidade não há problemas.

Parte II. O que afeta as suas emoções

Você pode mudar as suas emoções das mais diversas formas. O que você adotará para afetar positivamente as suas emoções?

1. **Como você usará o seu corpo?** Que tipo de exercício você praticará? Adotará uma postura de poder? (como exemplo de postura de poder, busque a "TED talk de Amy Cuddy" no YouTube)

2. **Como você usará os seus pensamentos?** Você meditará, usará afirmações positivas ou visualização?

Exemplos:

› Eu visualizarei o meu objetivo por uns 5 minutos todas as manhãs para sentir como se eu já o tivesse realizado.

› Eu meditarei por uns 5 minutos todos os dias por um mês assim que acordar.

› Eu repetirei a afirmação "Eu amo ser confiante" por 5 minutos todos os dias.

3. **Como você melhorará o seu sono?**

Exemplos:

› Eu meditarei antes de dormir.

› Eu criarei um ritual noturno de 10 minutos com exercícios de gratidão, alongamento e meditação.

4. **Como você usará a sua respiração?**

Exemplo:

› Toda vez que eu sentir uma emoção negativa, eu vou respirar calmamente por alguns minutos.

5. **Como mudando o seu ambiente melhorará as suas emoções?**

Exemplos:

› Eu lerei livros motivacionais por uns 15 minutos todos os dias e diminuirei o tempo que passo assistindo à TV.

› Eu passarei menos tempo socializando com pessoas negativas.

› Eu passarei apenas 15 minutos por dia nas redes sociais durante um mês.

6. Como você usará a música para melhorar o seu humor?

Exemplos:

> Eu ouvirei músicas de gratidão ao me exercitar pela manhã.

> Eu ouvirei/assistirei a vídeos motivacionais quando começar a me sentir pra baixo, e dançarei ou mexerei o meu corpo para mudar o meu estado emocional.

> Eu ouvirei à música clássica ou ruído branco para melhorar a minha concentração ao trabalhar.

Parte III. Como mudar as suas emoções

Como as emoções são formadas

As emoções são formadas da seguinte maneira:

Interpretação + identificação + repetição = emoção forte

> **Interpretação:** Quando você interpreta um acontecimento ou um pensamento de acordo com a sua história pessoal.

> **Identificação:** Quando você se identifica com um pensamento específico assim que ele surge.

> **Repetição:** É ter os mesmos pensamentos continuamente.

> **Emoção forte:** Quando você experimenta uma emoção por tantas vezes que ela se torna parte de sua identidade. Você, a partir disso, passa a experimentar essa emoção sempre que um pensamento ou um acontecimento a despertar.

Revisitando os acontecimentos passados

Lembre-se de um acontecimento que o fez experimentar emoções negativas. Pode ser a última vez que você se sentiu triste, deprimido, irritado, ou se sentiu como não fosse bom o bastante.

Agora, escreva o que aconteceu em cada um a seguir:

> Interpretação: Quais acontecimentos ocorreram e quais pensamentos surgiram?

_____
_____

> Identificação: Como você reagiu a esses pensamentos?

_____
_____

> Repetição: Você se identificou com esses pensamentos de modo contínuo?

_____
_____

Mudando a sua história

Analise a sua história ao responder às perguntas abaixo:

> Uma a duas questões emocionais que você enfrenta no momento. Pergunte-se: "Se eu pudesse me livrar de algumas emoções, quais que eu poderia perder para ter um impacto positivo maior em minha vida?"

_____
_____

› A sua interpretação sobre essas questões. Pergunte-se: "No que eu deveria acreditar para a minha história ser verdadeira?"

_____

_____

› Novas e poderosas interpretações que lhe ajudarão a lidar com essas questões. Pergunte-se: "No que eu preciso acreditar para evitar ter essas emoções negativas?"

_____

_____

Desapegando-se de suas emoções

Faça uma lista com as emoções que gostaria de desapegar-se.

Talvez, você se sinta como se não fosse bom o bastante. Ou você luta com a procrastinação. Ou até se culpa por algo que fez no passado. Apenas escreva o que vier na sua cabeça.

_____

_____

_____

_____

Escolha uma emoção, então pergunte-se:

› "Eu consigo deixar esse sentimento ir?"
› "Eu iria?" (Sim/não)
› "Quando?" (Agora)

A emoção que eu quero me desapegar:

_____

_____

Dica complementar:

Continue a prática de liberação das emoções no seu dia a dia.

Condicionando a sua mente

Torne um hábito a inserção de pensamentos positivos todos os dias em sua mente. Escolha uma emoção que deseja sentir mais em sua vida e comprometa-se a condicionar a sua mente todos os dias durante um mês.

Exemplos de emoções:

> Gratidão

> Entusiasmo

> Autoestima

> Assertividade

> Confiança

As minhas emoções:

Como eu vou exatamente condicionar a minha mente.

Exemplo:

Eu fecharei meus olhos e direi "obrigado" a todas as pessoas que passarem pela minha cabeça enquanto reconheço uma coisa boa que já fizeram por mim.

Mudando as emoções por meio de seu comportamento

Recorde-se da última vez que você experimentou uma emoção negativa que durou mais do que alguns dias. Escreva:

_____
_____
_____
_____

Agora, anote o que você fez especificamente para superar essa emoção negativa:

_____
_____
_____
_____

Então, pergunte-se: "Como eu poderia ter mudado o meu comportamento para influenciar as minhas emoções de modo positivo?" Escreva:

_____
_____
_____
_____

Por meio de seu ambiente

Escreva abaixo as atividades que você acredita que afetam negativamente as suas emoções.
Exemplos: pessoas negativas, TV, fofocas, redes sociais, videogames, etc.

_____
_____

A seguir, escreva a consequência de cada atividade (o faz sentir culpa, o desmotiva, corrói a sua autoestima, etc.):

Agora, escreva o que você poderia fazer para melhorar o seu humor.

Parte IV. Como usar as suas emoções para seu crescimento

Registre as suas emoções

Tire alguns minutos de cada dia registrando como você se sente e classifique essas emoções em uma escala de 1 a 10, com 1 sendo a pior sensação, e 10 a melhor. Ao final da semana, faça a sua pontuação geral e responda às seguintes perguntas:

Que emoções negativas você experimentou?
___
___
___
___

O que provocou esses sentimentos? (Algum acontecimento externo ou pensamento específico o levou a se sentir desse jeito?)
___
___
___
___

O que realmente aconteceu?
___
___
___
___

Qual é a sua interpretação dos fatos?
___
___
___
___

No que você precisaria acreditar para se sentir dessa forma?
___
___
___
___

As suas crenças são precisas?
___
___
___

Você teria se sentido melhor se tivesse interpretado os pensamentos ou o acontecimento de modo diferente?
___
___
___
___

Como você retornou ao seu estado neutro?
___
___
___
___

O que exatamente aconteceu? (Você mudou o seu modo de pensar, fez algo que evitava fazer, ou tudo aconteceu naturalmente?)
___
___
___

O você poderia ter feito para evitar ou reduzir essas emoções negativas?
___
___
___

Não sendo bom o bastante

Identificando o que desperta esse sentimento

Com quais pensamentos você está se identificando? Quais áreas da sua vida estão envolvidas?

Escreva o seguinte:

As situações com as quais você não se sente bom o bastante.
___
___
___
___
___
___
___

Os pensamentos com os quais você se identifica (sua história).
___
___
___
___
___
___

Superando o sentimento de não ser merecedor

Acompanhando as suas conquistas

Exercício 1 – Crie um diário de vitórias

Escreva as suas conquistas diárias. Para isso, recomendo que use um caderno.

> Escreva tudo que você já conquistou em sua vida. Liste ao menos umas cinquenta vitórias.

> Ao final de cada dia, escreva tudo que você alcançou naquele dia específico.

Tente escrever de cinco a dez coisas todos os dias.

Exercício 2 – Encha um vaso da autoestima

Escreva cada pequena vitória na sua vida em pequenos pedaços de papel e coloque-os em um vaso.

Exercício 3 – Crie um diário positivo

Escreva cada elogio que receber durante o dia. Um colega lhe disse que seus sapatos eram legais, escreva. O seu amigo elogiou o seu cabelo, anote também. O seu chefe o cumprimentou pela tarefa bem-feita, ponha no papel.

Aprenda a aceitar elogios

Exercício 1 – Aceitando elogios

Esse exercício simples lhe ajudará a aceitar um elogio. Sempre que alguém o elogiar, diga o seguinte:

Muito obrigado, *insira o nome da pessoa*.

Nenhum "Obrigado, mas", "Obrigado, você também", ou um "Não foi nada". Só diga "Obrigado".

Exercício 2 – O jogo da admiração

O propósito desse jogo é aprender a admirar as coisas em si mesmo que você não tinha conhecimento (ou apreço). Diga ao seu parceiro três coisas nas quais admira nele e peça para ele retribuir. Seja o mais específico possível e não se preocupe em dizer coisas tão importantes. Alguns exemplos:

- Eu admiro você por ter preparado o café esta manhã apesar de estar com pressa.
- Eu admiro você por ter pegado as crianças hoje.
- Eu admiro o modo como você sempre me ouve após o trabalho.

Na defensiva

Sempre que você estiver na defensiva, pergunte-se o seguinte:

- O que eu estou tentando proteger aqui?
- Eu consigo me livrar dessa crença?
- Quem eu seria sem essa crença?

Estresse/preocupação

Faça uma lista com as suas principais causas de estresse

Escreva o que mais provoca o seu estresse durante uma semana corriqueira. Traga ao menos umas dez situações.

_____
_____
_____
_____
_____
_____
_____
_____
_____
_____

Reformule a situação

Agora, para cada situação, pergunte-se o seguinte:

> Essa situação é por si só estressante?

> No que eu teria que acreditar para experimentar o estresse nessa situação específica?

> No que eu teria que acreditar para reduzir/evitar o estresse nessa situação específica?

Liste as suas preocupações

Do mesmo modo que você fez com as situações estressantes, liste todas as suas preocupações (passadas e futuras). É possível que acabe descrevendo alguns exemplos parecidos com o do último exercício e está tudo bem.

Exemplos de preocupações corriqueiras sobre si mesmo são a sua saúde, sua situação financeira, seu trabalho, seu relacionamento ou sua família.

Por ora, escreva ao menos dez preocupações que você tem durante a semana.

_____
_____
_____
_____
_____
_____
_____
_____
_____
_____

Classifique as suas preocupações

> Olhe para a sua lista de situações estressantes. Ao lado de cada item coloque C (controle), um AC (algum controle) ou um SC (Sem controle).

> Agora, para as coisas que você tem (algum) controle, escreva o que você poderia fazer sobre elas. Quais ações concretas você pode tomar?

_____
_____
_____
_____
_____
_____
_____

Mudar, reformular ou eliminar situações estressantes

Olhe novamente a sua lista e busque coisas sobre as quais você não possui controle. Escreva então o que você poderia fazer para mudá-las, reformulá-las ou eliminá-las. Caso não haja nada a ser feito, você conseguiria deixar de lado a necessidade de controlá-las e ao invés disso as aceitaria?

Preocupando-se com o que as pessoas pensam de você

Mude a sua interpretação de como as pessoas o veem

Exercício 1 – Percebendo que as pessoas não se importam

Esse exercício lhe ajudará a perceber que no fundo, a maioria das pessoas não se importa realmente consigo.

Escreva o nome de uma pessoa que você conhece:
___
___
___

Escreva com que frequência você pensa nessa pessoa no seu dia a dia.
___
___
___

Agora, coloque-se no lugar dessa pessoa. Quanto tempo acha que essa pessoa passa pensando em você durante o dia?
___
___
___

Quanto tempo acha que ele ou ela acompanha as coisas que você faz ou diz?
___
___
___

No que você acha que ele ou ela está pensando agora?
___
___
___

Repita esse processo com ao menos mais duas pessoas.

Exercício 2 – Percebendo que você não se importa

Você, tampouco, se preocupa tanto com as outras pessoas. O exercício a seguir lhe ajudará a perceber isso.

> No decorrer do dia, tente se lembrar de todas pessoas com quem você interagiu. Pode ser uma garçonete ou os clientes no restaurante onde almoçou, as pessoas que viu na rua e assim por diante.

> Pergunte-se quanto tempo você passou pensando nessas pessoas antes desse exercício.

> Reconheça que você não pensa nas outras pessoas, assim como elas não pensam em você. Deixe a ficha cair e se permita livrar-se desse sentimento.

Pare de se apegar tanto a sua própria imagem

Escreva a seguir todas as coisas pelas quais teme ser julgado. Talvez seja a sua preocupação com sua aparência, ou o seu medo de dizer algo bobo:

_____
_____
_____
_____

Para cada item, escreva o motivo de se importar com isso. Qual o problema aqui? Que imagem você está tentando proteger?

_____
_____
_____
_____

Ressentimento

Método de quatro passos para desapegar do ressentimento

1. Mudar/reavaliar a sua interpretação

Escreva exatamente o que aconteceu. Assim que você excluir a sua interpretação, quais são os fatos?

_____

_____

_____

_____

2. Confrontar a situação

Caso o seu ressentimento esteja diretamente relacionado a alguém, talvez seja necessário ter uma conversa sincera com essa pessoa e contar como se sente. Se você não pode falar diretamente com ela, uma alternativa é lhe escrever uma carta. Mesmo que não a envie, o simples ato de escrever pode ajudar a liberar um pouco desse ressentimento.

3. Perdoar

Agora que encontrou um modo de se expressar, você pode começar a perdoar. Escreva como o ressentimento afeta a sua felicidade e a sua paz de espírito:

Agora, imagine como a sua vida seria e como se sentiria assim que desapegasse desse ressentimento. Faça agora mesmo. Então, deixe-o ir e permita-se perdoar.

4. Esquecer

E, por fim, esqueça. Comprometa-se a libertar os pensamentos de ressentimento. Quando surgirem esses pensamentos, deixe-os ir.

Inveja

Identifique de quem você sente inveja

Escreva de quem você sente inveja. Agora, o que isso quer dizer sobre você e sobre o que você quer da vida?

_____
_____
_____
_____
_____

Cooperação em vez de competição

Recorde-se de um momento em que você sentiu inveja das conquistas de alguém. Agora, pergunte-se por que se sentiu dessa maneira. E, então, questione-se:

› Como seria apoiar essa pessoa?
› Como eu poderia cooperar com ela?
› Por que o sucesso dela é bom para mim?

Compare maçãs a maçãs

Escolha alguém com quem você geralmente se compara. Escreva todas as coisas que você faz melhor do que ela.

Coisas em que sou melhor:

_____
_____
_____

Então, perceba como era deturpada a sua comparação inicial.

Depressão

Reconecte-se com o seu corpo e com as suas emoções

Adote ao menos uma das seguintes medidas:

› **Exercícios:** A prática de exercícios é uma ótima maneira de acalmar a mente e de se conectar com o seu corpo, além de afetar positivamente o seu humor.

› **Meditação:** A meditação é um método eficaz de observar a sua mente e interromper a identificação com certos pensamentos.

› **Atividades:** Manter-se ocupado pode ajudar a evitar pensar demais.

› **Concentre-se em outros:** Como já mencionado no livro "Como evitar preocupações e começar a viver", Dale Carnegie diz que a depressão pode ser curada em quatorze dias. Como? Apenas pensando em maneiras de ajudar uma pessoa todos os dias por duas semanas.

› **Procure ajuda profissional:** As medidas citadas não substituem consultas com psicólogos, psiquiatras e terapeutas. Busque auxílio médico para diagnosticar e tratar a depressão.

Medo/Desconforto

Saia da sua zona de conforto

› "O que eu deveria fazer, mas que o medo me fez adiar?" Faça isso.

› Todos os dias faça ao menos uma coisa que o deixa desconfortável (mesmo que apenas um pouquinho).

Procrastinação

Como acabar com a procrastinação em dezesseis etapas simples

1. Entenda o que está por trás da procrastinação.

Identifique todos os motivos por trás de sua procrastinação. Seja o mais sincero consigo mesmo. Se lhe falta motivação, pergunte-se o motivo.

2. Recorde-se do custo de procrastinar

A procrastinação não é um problema pequeno e ela vem acompanhada de graves consequências.

> A consequência direta da procrastinação é que você conquistará bem menos do que conseguiria em seu tempo na Terra.

> A consequência indireta da procrastinação é que ela o faz sentir-se mal consigo mesmo. Você pode se culpar por não fazer o que deveria estar fazendo, diminuindo assim a sua autoestima e criando preocupações desnecessárias.

Agora, escreva tudo que a procrastinação já lhe custou.

Como ela afeta a sua paz de espírito? E a sua autoestima? A sua capacidade de conquistar os seus sonhos?

_____

_____

_____

_____

3. Descubra a sua história

Escreva todas as desculpas que você dá. Então, solucione-as uma a uma. (exemplos: eu não tenho tempo, sou velho demais, não sou tão esperto, estou muito cansado, etc.)

4. Reescreva a sua história

Analise as suas desculpas. Agora que identificou a sua história, crie uma mais encorajadora para neutralizar as velhas desculpas. Veja os exemplos abaixo:

> Eu não tenho tempo para isso → Eu encontro e crio tempo para fazer o que eu me comprometi a fazer.

> Estou muito cansado → Eu tenho controle sobre minha mente e tenho mais energia do que imaginei. Quando eu programo uma tarefa, eu a concluo.

Então, crie afirmações ou mantras acerca de sua nova história. Repita-as para si mesmo todas as manhãs e no decorrer do dia até se tornarem parte de sua identidade.

Suas afirmações:

5. Esclareça os "motivos"

Analise as tarefas que você adia com frequência. Por que isso acontece? Escreva como você pode torná-las mais interessantes para assim se sentir mais motivado:

6. Identifique o que o distrai

Como você procrastina para aquela tarefa importante?

Exemplos:

Vai caminhar, fica assistindo vídeos no YouTube, confere o Facebook, etc.

Como eu procrastino:

___

___

___

7. Fique com a vontade

Quando sentir uma vontade de *insira aqui a sua distração*, fique com essa emoção. Como você se sente? Permita-se sentir essa emoção. Não se julgue. Não culpe a si mesmo. Apenas aceite. Desta forma, você ganhará mais controle sobre a sua mente.

8. Registre tudo o que faz

Registre todas as atividades que realiza durante a semana. Então, confira quanto tempo você passa realizando atividades improdutivas.

___

___

___

___

___

9. Defina um propósito claro por trás de tudo que faz

Antes de trabalhar em uma tarefa, certifique-se de que sabe exatamente o que precisa ser feito. Pergunte-se, o que estou tentando realizar aqui?

10. Prepare o seu ambiente

A sua mente não gosta do que é difícil. Ela quer as coisas fáceis. Portanto, assegure-se de remover qualquer atrito ou obstáculo para que possa trabalhar imediatamente em sua tarefa.

Escreva o que é necessário para facilitar o seu trabalho nessa tarefa importante:

_____
_____
_____
_____
_____

11. Comece aos poucos

Fazer pequenas tarefas pode lhe ajudar a superar a procrastinação. Não somente, mas isso pode se tornar uma força motriz.

Divida a sua tarefa importante:

_____
_____
_____
_____
_____
_____

12. Crie breves conquistas

Defina todos os dias pequenos objetivos e realize-os de modo consistente por algumas semanas. Assim você aumentará a sua autoestima e estará mais apto para concluir tarefas desafiadoras no futuro.

Escreva algumas breves conquistas para sua tarefa (escolha de uma a três tarefas)

_____
_____
_____
_____

13. Apenas comece

Com frequência, quando começa a trabalhar em uma tarefa, você entra no que chamamos de "fluxo" e as coisas ficam mais fáceis. Olhe para as breves conquistas que você escreveu no exercício anterior e tire alguns segundos para se comprometer e começar essas tarefas.

14. Crie hábitos diários para lhe ajudar

Caso tenha a tendência a procrastinar em tarefas importantes, comprometa-se a trabalhar nelas logo pela manhã. Escreva a seguir uma tarefa que você se empenhará assim que acordar.

Minha única tarefa:

_____
_____

15. Use a visualização

Você também pode utilizar o método de visualização para lhe ajudar a superar a procrastinação. A seguir, há dois modos específicos para tal:

1. Visualize a si mesmo fazendo a tarefa: Veja a si mesmo trabalhando na tarefa.
2. Visualize a si mesmo já com a tarefa concluída: Imagine-se com a tarefa já concluída. Como você se sentiria ao terminar a tarefa? Livre? Feliz? Orgulhoso?

Dica complementar:

Toda vez que você finalizar uma tarefa desafiadora, tire uns momentos para perceber como ela o faz sentir. Lembre-se dessa sensação sempre que estiver trabalhando em alguma tarefa complicada.

16. Comprometendo-se

Como você pode se comprometer com as suas próprias tarefas e objetivos? (exemplo: ter um parceiro de comprometimento, contratar um coach, enviar a sua lista de objetivos a um amigo semanalmente, etc.)

_____
_____
_____
_____

Falta de motivação

Criando um sistema

Para lhe ajudar a agir quando lhe falta motivação é importante:

› Ter um sistema que lhe permite acompanhar os seus objetivos;

› Construir a autodisciplina necessária para fazer as coisas mesmo quando não sentir vontade;

› Ter compaixão e amor por si mesmo em vez de se culpar por tudo que der errado em sua vida.

Qual rotina diária você pode implementar para lhe ajudar a acompanhar os seus objetivos? (exemplos: criar um ritual matutino com afirmações positivas, visualizações, ou trabalhar em sua tarefa mais importante logo pela manhã)

Para criar autodisciplina, qual tarefa você pode se comprometer a fazer todos os dias pelo próximo mês?

Minhas tarefas:
___
___
___
___
___
___
___
___
___
___

Quais palavras de encorajamento ou mantras você diz para se encorajar quando não se sente bem?
___
___
___
___
___
___
___
___
___

Anotações

Anotações

Anotações

Anotações

**Informações sobre nossas publicações
e nossos últimos lançamentos**

- @vitaleditora
- /selovital
- editorapandorga.com.br
- sac@editorapandorga.com.br

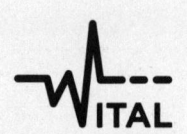

VITAL